U0350755

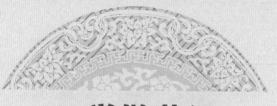

学做药酒不生病

随身查

蔡向红 编著

天津出版传媒集团

天津科学技术出版社

图书在版编目（CIP）数据

学做药酒不生病随身查 / 蔡向红编著 . —天津：天津科学技术
出版社，2014.1（2024.4 重印）

ISBN 978-7-5308-8751-6

Ⅰ . ①学… Ⅱ . ①蔡… Ⅲ . ①药酒 – 配方 – 中国 Ⅳ . ① R289.5

中国版本图书馆 CIP 数据核字（2014）第 042152 号

学做药酒不生病随身查

XUEZUO YAOJIU BUSHENGBING SUISHENCHA

策划编辑：杨　譞

责任编辑：孟祥刚

责任印制：刘　彤

出　　版：天津出版传媒集团
　　　　　天津科学技术出版社

地　　址：天津市西康路 35 号

邮　　编：300051

电　　话：（022）23332490

网　　址：www.tjkjcbs.com.cn

发　　行：新华书店经销

印　　刷：鑫海达（天津）印务有限公司

开本 880×1230　1/64　印张 5　字数 172 000

2024 年 4 月第 1 版第 2 次印刷

定价：58.00 元

药酒用于治病或保健在中国由来已久，在最早的中医典籍《黄帝内经·素问》中，就有记载酒的治疗作用的"汤液醪醴论"，吴崑注云："谷之造作成酒者皆名醪醴"。酒用于保健和治病可追溯到上古时期，《黄帝内经》记载的十三方中，就包括有酒剂，如《素问·腹中论》治鼓胀之鸡矢醴，《素问·缪刺论》治尸厥之左角发酒等。东汉张仲景的《伤寒杂病论》也记载了不少酒剂，如瓜蒌薤白白酒汤、红蓝花酒等。后世以酒入药或用酒制剂者日益多见，运用与治疗范围日益广泛，疗效颇高，大大丰富了中药的剂型和中医的治疗手段。现在，药酒已成为人们养生保健和临床治病的常见剂型之一。

　　在浩瀚如海的中医古籍中，有关药酒养生保健或临床治病的记载十分丰富，各种各样的药酒秘方、验方丰富多彩。现代医家在继承前人对药酒使用经验的基础上，对用药酒养生保健或临床治病也多有发挥，新的见解和新创的方法、方剂层出不穷，大大丰富了药酒防病治病的内容。但这些内容大多散见于各种各样的书籍或报纸杂志中，人们检阅与应用颇不容易，宛如一座有待发掘及继承发扬的宝库。

　　为了方便读者查阅和利用药酒养生祛病，我

们组织专家编写了这部《学做药酒不生病随身查》。本书从药酒文献资料中撷取部分取材容易，制作方便，实用性、有效性、安全性较好的配方，介绍给广大读者，以发扬中医药的精粹。全书紧紧围绕药酒养生与健康生活这一中心，主要介绍了药酒的起源、发展，药酒的特色、作用，药酒的泡制、储藏与服用，药酒的适用范围和禁忌等内容，并针对日常常见的一些病症，分门别类地收录了历代文献所记近300例药酒方，介绍了这些药酒方的制作、使用、贮藏方法和注意事项，并分析了它们的功能效用。

全书药酒方取材容易，制作简单，服用方便，疗效可靠，是普通读者制作药酒的入门必备书，也是养生保健爱好者的参考指南。需要注意的是，药酒在治病保健方面虽然特色优势明显，但并不适合所有病症，有些人群更需避免。此外，中药存在不少同名异物的现象，不懂医者拿不准的中药最好咨询中药师，或在中医师的指导下使用，以免对身体造成危害。

第一章 药酒的相关知识

🌸 药酒的起源与发展 2

1. 药酒的起源 2

2. 药酒的发展 3

🌸 药酒的特色与作用 6

1. 药酒的特色 6

2. 药酒的作用 7

🌸 如何泡制药酒 9

1. 泡酒前的准备工作 9

2. 泡酒的具体制作方法 10

🌸 如何正确选用药酒 14

🌸 药酒的服用与贮藏 16

1. 药酒的服用方法 16

2. 药酒的贮藏要点 18

🌸 药酒的适用范围与使用禁忌 20

1. 药酒的适用范围 20

2. 药酒的使用禁忌 21

第二章　防治心脑血管疾病的药酒

竹酒 24

桑葚降压酒 25

大蒜酒 26

消脂酒 27

香菇柠檬酒 28

玉竹长寿酒 29

活血养心酒 30

灵脂酒 31

吴萸肉桂酒 32

复方丹参酒 33

桂姜酒 34

灵芝丹参酒 35

安神酒 36

定志酒 37

补心酒 38

桑龙药酒 39

宁心酒 40

参葡酒 41

扶衰五味酒 42

缓脉酒 43

怔忡药酒 44

补益杞圆酒 45

菊花酒 46

白菊花茯苓酒 47

泡酒方 48

蚕沙酒 49

加味酒调牵正散 50

牵正酒 51

当归酒 52

桂圆补血酒 53

枸杞熟地酒 54

虫草黑枣酒 55

两桂酒 56

鹿茸山药酒 57

金芍玉液酒 58

黑豆白酒 60

复方白蛇酒 61

爬山虎药酒 62

全蝎酒 63

健足酒 64

复方黑豆酒 66

濒湖白花蛇酒 67

鲁公酿酒 68

独活牛膝酒 70

第三章　防治泌尿系统疾病的药酒

三草酒 72

复方栀茶酒 73

羊肾酒 74

五子螵蛸酒 75

琼浆药酒 76

回春酒 78

冬地酒 80

韭子酒 82

锁阳苁蓉酒 83

蛤蚧菟丝酒 84

沙苑莲须酒 85

内金酒 86

健阳酒 87

首乌归地酒 88

地黄首乌酒 89

巴戟熟地酒 90

巴戟二子酒 91

雄蚕蛾酒 92

生精酒 93

枸杞肉酒 94

种子药酒 95

魏国公红颜酒 96

二子内金酒 97

明矾酒 98

香楝酒 99

小茴香酒 100

荠菜酒 101

仙茅益智仁酒 102

二山芡实酒 103

山枝根酒 104

萆薢酒 105

马齿苋酒 106

肉桂鸡肝酒 107

尿频药酒 108

茱萸益智酒 109

龙虱酒 110

益丝酒 111

猕猴桃酒 112

车前草酒 113

地榆木通酒 114

核桃仁酒 115

三仙酒 116

金钱草酒 117

薏仁芡实酒 118

石榴酒 119

皂荚酒 120

二桑酒 121

菟丝芫花酒 122

黑豆浸酒 123

独活姜附酒 124

第四章　防治呼吸系统疾病的药酒

肉桂酒 126

葱姜盐酒 127

荆芥豉酒 128

葱白荆芥酒 129

姜蒜柠檬酒 130

葱须豆豉酒 131

紫苏子酒 132

葶苈酒 133

人参蛤蚧酒 134

桑萸酒 135

小叶杜鹃酒 136

紫苏陈皮酒 137

陈皮酒 138

山药酒 139

雪梨酒 140

灵芝酊 141

金荞麦酒 142

腥银酒 143

冬虫夏草酒 144

灵芝人参酒 145

西洋参酒 146

百部酒 147

参部酒 148

第五章　防治消化系统疾病的药酒

姜汁葡萄酒 150

苏半酒 151

除噎药酒 152

启膈酒 153

二姜酒 154

姜附酒 155

吴茱姜豉酒 156

回阳酒 157

复方半夏酊 158

回阳酒 159

玫瑰露酒 160

姜糖酒 161

吴茱香砂酒 162

元胡止痛酊 163

金橘酒 164

佛手酒 165

灯草根酒 166

茵陈栀子酒 167

青蒿酒 168

麻黄酒 169

山核桃酒 170

止痛酊 171

元胡酊 172

复方白屈菜酊 173

杨梅酒 174

参术酒 175

蒜糖止泻酒 176

地瓜藤酒 177

党参酒 178

二味牛膝酒 179

五香酒料 180

二术酒 182

五味子酒 183

火麻仁酒 184

三黄酒 185

秘传三意酒 186

大黄附子酒 187

双耳酒 188

芝麻枸杞酒 189

地黄羊脂酒 190

刺五加酒 191

地榆酒 192

第六章　防治皮肤病的药酒

骨脂猴姜酒 194

白癜风酊 195

补骨丝子酊 196

复方补骨脂酒 197

补骨川椒酊 198

雄黄酒 199

樟脑冰酒 200

五蛇液 201

倍矾酒 202

姜椒酒 203

防治冻伤药酒 204

桂枝二乌酊 205

复方樟脑酒 206

复方当归红花酊 207

生姜浸酒 208

大黄甘草酒 209

当归百部酒 210

复方土槿皮酊 211

豆薯子酒 212

二黄冰片酒 213

地龙酊 214

苦黄酊 215

补骨脂酊 216

白杨皮酒 217

二味独活酒 218

黑豆酒 219

萆薢茱萸酒 ……………………220

崔氏侧子酒 ……………………222

独活浸酒方 ……………………224

茵陈酒 ……………………………225

牛膝酒方 …………………………226

苦参黄柏酒 ………………………228

枳壳豆酒方 ………………………229

石斛独活酒 ………………………230

蒜酒方 ……………………………232

三味牛膝酒方 ……………………233

石斛浸酒方 ………………………234

白藓酊 ……………………………236

灭疥酒 ……………………………237

苦参酒 ……………………………238

百部酊 ……………………………239

活血止痒酒 ………………………240

蝉蜕藓皮酒 ………………………241

枳壳浸酒 …………………………242

小白菜酒 …………………………243

独活肤子酒 ………………………244

碧桃酒 ……………………………245

鸡蛋清外涂酒 ……………………246

11

复方虎杖酒精液 247

复方儿茶酊 248

复方五加皮酊 249

苏木行瘀酒 250

闪挫止痛酒 251

风伤擦剂 252

红花酊 254

外擦药酒方 255

斑蝥酊 256

复方斑蝥酒 257

苦参酊 258

复方蛇床子酒 259

白藓皮酒 260

苦参百部酒 261

黄柏地肤酒 262

五子黄柏酒 263

斑蝥百部酊 264

牛皮癣酒 265

洗瘰酒 266

消疣液 267

骨碎补酒 268

蝉肤白花酒 269

皮炎液 270

苦参百部酊 271

枸杞沉香酒 272

首乌当归酒 273

乌发益寿酒 274

固本酒 275

苦百酊 276

花草酊 277

满天星酊 278

止痒酒 279

当归荆芥酒 280

去癣酊 281

南山草酒 282

第七章　防治风湿痹痛类疾病的药酒

白花蛇酒 284

杜仲丹参酒 285

黄精益气酒 286

牛膝大豆浸酒方 287

巨胜子酒 288

松叶麻黄酒 289

当归附子酒 290

大风引酒 291

川乌杜仲酒 292

草乌酒 294

芝麻杜仲酒 295

追风活络酒 296

活血药酒 298

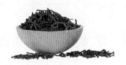

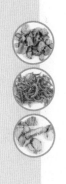

第一章

药酒的相关知识

本章为大家介绍了关于药酒的起源、发展以及各种常识，相信会对读者了解药酒的历史有很大帮助，也能帮助大家酿制出防病保健的药酒！

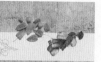

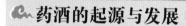
药酒的起源与发展

　　药酒是选配适当中药材，用度数适宜的白酒或黄酒为溶媒，经过必要的加工，浸出其有效成分而制成的澄明液体。在传统工艺中，也有在酿酒过程加入适宜的中药材酿制药酒的方法。

　　药酒应用于防治疾病，在我国医药史上已处于重要的地位，成为历史悠久的传统剂型之一，至今在国内外医疗保健事业中享有较高的声誉。本文将为大家介绍药酒的起源与发展历史。

1. 药酒的起源

　　我国最古老的药酒酿制方是在 1973 年马王堆出土的帛书《养生方》和《杂疗方》中。从《养生方》的现存文字中，可以辨识的药酒共有五个：

　　（1）用麦冬（即颠棘）配合秫米等酿制的药酒（原题："以颠棘为浆方"治"老不起"）。

　　（2）用黍米、稻米等制成的药酒（"为醴方"治"老不起"）。

　　（3）用石膏、藁本、牛膝等药酿制的药酒。

　　（4）用漆和乌喙（乌头）等药物酿制的药酒。

　　（5）用漆、节（玉竹）、黍、稻、乌喙等酿制的药酒。

《杂疗方》中酿制的药酒只有一方，即用智（不详何物）和薛荔根等药放入瓶（古代一种炊事用蒸器）内制成醴酒。其中大多数资料已不齐，比较完整的是《养生方》"醪利中"的第二方。该方包括了整个药酒的制作过程，服用方法，功能主治等内容，是酿制药酒工艺最早的完整记载，也是我国药学史上的重要史料。

2. 药酒的发展

早在新石器时代晚期的龙山文化遗址中，就曾发现过很多陶制酒器。远古时代的酒要保存不易，所以大多数是将药物加入到酿酒原料中一起发酵的，采用药物与酿酒原料同时发酵的方法，由于发酵时间较长，药物成分可充分溶出。

殷商时代，酿酒业更加普遍。当时已掌握了曲蘖酿酒的技术。从甲骨文的记载可以看出，商朝对酒极为珍重，把酒作为重要的祭祀品。

到了周代，饮酒之风盛行，已设有专门管理酿酒的官员，称"酒正"，酿酒的技术也日臻完善，到西周时期，已有较好的医学分科和医事制度。

先秦时期，中医的发展已达到可观的程度，中国的医学典籍《黄帝内经》也出于这个时代。

到了汉代，药酒便渐渐成为其中的一个部分，其表现是临床应用的针对性大大加强，疗效也进一步得到提高。采用酒煎煮法和酒浸渍法大约始于汉代。

隋唐时期，是药酒使用较为广泛的时期，许多经典典籍都收录了大量的药酒和补酒的配方和制法。记载最丰富的当数孙思邈的《千金方》，共有药酒方80余种，涉及补益强身、内、外、妇科等几个方面，对酒及酒剂的不良反应也有一定认识，针对当时一些嗜酒纵欲所致的种种病状，研制了不少相应的解酒方剂。

宋朝时期，由于科学技术的发展，制酒事业也有所发展。由于雕版印刷的发明，加上政府对医学事业的重视，使得当时中医临床和理论得到了发展，对药酒的功效也渐渐从临床上升到理论。

元代是当时世界各国最繁华的都城。国内外名酒荟萃，种类繁多，更成为元代宫廷的特色。由蒙古族营养学家忽思慧编撰的《饮膳正要》就是在这个时期产生的，它是我国第一部营养学专著，共3卷，于天历三年（1330年）成书。

明代宫廷建有御酒房，专造各种名酒，尚有"御制药酒五味汤、珍珠红、长春酒"，当时民间作坊也有不少药酒制作出售。人们常酿的传统节令酒类，其中有不少就是药酒。举世闻名的《本草纲目》是由明代医学家李时珍编撰而成，收集了大量前人和当代人的药酒配方，据统计有200多种，绝大多数是便方，具有用药少、简便易行的特点。

清代乾隆初年，就以"酒品之多，京师为最"了。清代王孟英所编撰的一部食疗名著《随息居饮食谱》中的烧酒一栏就附有7种保健药酒的配方、制法和疗效，大多以烧酒为酒基，可增强药中有效成分的溶解。

在清宫佳酿中，也有一定数量的药酒，如夜合枝酒，即为清宫御制之一大药酒。

在元明清时期，我国已经积累了大量的医学文献，前人的宝贵经验受到了元明清时期医家的普遍重视，因而出版了不少著作，如元代忽思慧的《饮膳正要》、明代朱橚等人的《普济方》、方贤的《奇效良方》、王肯堂的《证治准绳》等；其中明清两代更是药酒新配方不断涌现的时期，如明代吴某的《扶寿精方》、龚庭贤的《万病回春》《寿世保元》、清代孙伟的《良朋汇集经验神方》、陶承熹的《惠直堂经验方》、项友清的《同寿录》等。

民国时期，由于战乱频繁，药酒研制工作和其他行业一样，也受到一定影响，进展不大。中华人民共和国成立以后，政府对中医中药事业的发展十分重视，建立了不少中医医院，中医药院校，开办药厂，发展中药事业，使药酒的研制工作呈现出新的局面。

由于现代科学技术的发展，对中医药理论有了彻底的理解和深层次的阐述，特别是对中药成分的分类、结构、性质等有了更加明确的认识。目前，酒的酿造工艺日臻完善，质量标准的制定使得药酒质量大大提高，并且逐渐趋于产业化。

我们有理由相信，中华药酒在继承和发扬传统药酒制备方法优点的基础上，结合先进的现代酒剂制备工艺，必定会发生质的突破，在预防和治疗疾病方面的功效也将会更加显著。

药酒的特色与作用

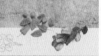

药酒就是将一些药合理搭配，按照一定比例和方法，与酒配制成一种可用于保健、治疗的酒剂。药酒的特点表现在适用范围广、便于服用、吸收迅速、有效掌握剂量，还有比其他剂型的药物容易保存、见效快、疗效高等优点上。

从根本上讲，药酒的医疗保健作用大致分为两种：一种是对人体有滋补作用的补益性药酒；另一种是针对某些疾病起防治作用的治疗性药酒。

1. 药酒的特色

（1）药酒本身就是一种可口的饮品。一杯口味醇正，香气浓郁的药酒，既没有古人所讲"良药苦口"的烦恼，也没有现代打针补液的痛苦，给人们带来的是一种佳酿美酒的享受，所以人们乐意接受。

（2）药酒是一种加入中药材的酒，而酒本身就有一定的保健作用，它能促进人体胃肠分泌，帮助消化吸收，增强血液循环，促进组织代谢，增加细胞活力。

（3）酒又是一种良好的有机溶媒，其主要成分乙醇，有良好的穿透性，易于进入药材组织细胞中，可以把中药里的大部分水溶性物质，以及水不能溶解，需用非极性溶媒溶解的有机物质溶解出来，起到更好地发挥生药原有的作用，服用后又可借酒的宣行药势之力，促进药物最大限度地发挥疗效，并可按不同的中药配方，制成各种药酒来治疗各种不同的病症。

（4）中国药酒适用范围较广，几乎涉及临床所有科目。当然，其中有些可能是古代某位医者个人的经验，是否能普遍应用，还须进一步验证，但是从总体来看，当以可取者多。

（5）由于酒有防腐消毒作用，当药酒含乙醇40%以上时，可延缓许多药物的水解，增强药剂的稳定性。所以药酒久渍不易腐坏，长期保存不易变质，并可随时服用，十分方便。

（6）药酒还能起到矫臭的作用。

2. 药酒的作用

（1）理气活血

气是构成人体和维持人体生命活动的最基本物质；血具有濡养滋润全身脏腑组织的作用，是神志活动的主要物质基础。药酒能起到益气补血、振奋精神、增强食欲、调理身心等作用，效果显著。

（2）滋阴壮阳

阴虚则热、阳虚则寒，阴阳的偏盛、偏衰都有可能产生病症。药酒的作用在于，通过调和阴阳，利用其相互交感、对立制约、互根互用、消长平衡、相互转化的特点，达到壮肾阳、滋肾阴的目的，对人体健康至关重要。

（3）舒筋健骨

肾主骨生髓，骨骼的生长、发育、修复，全赖肾的滋养；肝主筋，肝之气血可以养筋。药酒可以起到补肾、补肝的作用，从而达到舒筋健骨的功效。

（4）补脾和胃

脾主运化、主升清、主统血；胃主受纳、主通降，脾和胃相表里，共同完成饮食的消化吸收及其精微的输布，从而滋养全身。脾病日久则可影响到脾，导致脾的功能失调、气虚，从而出现不良症状。

（5）养肝明目

肝开窍于目，又有藏血功效；眼依赖于血濡养来发挥视觉功能，而肝病往往反映于目。药酒可以起到保肝护肝、增强视力的作用。

（6）益智安神

在现代生活中，人们遭受着内在和外在的双重压力，身体不堪负荷，常会出现"亚健康"的症状。心主血脉、主藏神，应养心血、补心气，使心的气血充盈，才能有效推动血行，达到精神旺盛的目的，也应时常注意情志调节，凝神定心。

由此可见，药酒的作用是多种多样的，既有医疗作用，又有滋补保健作用，乃一举两得之功，真可谓善饮也。

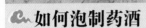

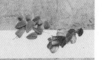

如何泡制药酒

泡制药酒，是决定药酒最后成品质量好坏的重要环节。从器具挑选、药材准备到具体制作，每一个步骤都需要精准到位。不熟悉泡酒酿制过程的人，可以先向其他有经验的人学习之后再实践，或者在专人指导下完成，以便更快掌握方法。本文将告诉大家如何正确泡制药酒。

1. 泡酒前的准备工作

药酒服用简便，疗效显著，家庭中亦可自制，但要掌握正确的方法。在制作药酒前，必须做好几项准备工作：

（1）保持作坊清洁，严格按照卫生要求执行。要做到"三无"，即无灰尘、无沉积、无污染，配制人员亦要保持清洁，闲杂人等一律不准进入场地。

（2）凡是药酒都有不同的配方和制作工艺要求，并不是每种配方都适合家庭配制，如果对药性、剂量不甚清楚，又不懂药酒配制常识，则切勿盲目配制饮用药酒。所以要根据自身生产条件来选择安全可靠的药酒配方。

（3）选择配制药酒，一定要辨清真伪，切忌用假酒配制，以免造成不良后果。按配方选用中药，一定要选用正宗中药材，切忌用假冒伪劣药材。对于来源于民间验方中的中药，首先要弄清其品名、规格，要防止同名异物而造成用药错误。

（4）准备好基质用酒。目前用于配制药酒的酒类，除白酒外，还有医用酒精（忌用工业酒精）、黄酒、葡萄酒、米酒和烧酒等多种，具体选用何种酒，要按配方需要和疾病而定。

（5）制作前，一般都要将配方中药材切成薄片，或捣碎成粒状。凡坚硬的皮、根、茎等植物药材可切成3毫米厚的薄片，草质茎、根可切成3厘米长碎段，种子类药材可以用棒击碎。同时，在配制前要将加工后的药材洗净、晾干后方能使用。

（6）处理动物药材时，宜先除去内脏及污物（毒蛇应去头），用清水洗净，用火炉或烤箱烘烤，使之散发出微微的香味。烘烤不仅可除去水分，还可以达到灭菌的效果，并保持浸泡酒的酒精浓度。还可使有效成分更易溶于酒中，饮用起来也有香醇的感受。

（7）药酒制作工具按照中医传统的习惯，除了一些特殊的药酒之外，煎煮中药一般选用砂锅等非金属的容器。

（8）要熟悉和掌握配制药酒常识及制作工艺技术。

2. 泡酒的具体制作方法

一般来说，现代药酒的制作多选用50%~60%的白酒，因为50%或以上的酒在浸泡的过程中能最大限度地杀灭中草药材中夹带的病菌，以及有害的微生物、寄生虫及虫卵等，使之能在安全的条件下饮用，更有利于中药材中有效成分的溶出。对于不善于饮酒的人，或者根据病情需要，可以选用低度白酒、黄酒、米酒或果酒等基质酒，但浸出时间要适当延长，或复出次数适当增加，以保证药物中有效成分的溶出。

制作药酒时，通常是将中药材浸泡在酒中一段时间，致使中药材中的有效成分充分溶解在酒中，随后过滤去渣，方可使用。

目前一般常用的泡酒制作方法有如下几种：

（1）煎煮法

以当归荆芥酒为例，制作过程如下：

①将所用药材切薄片。

②将药材放入砂锅，加白酒。

③用火熬煮。

④取药液饮用。

（2）冷浸法

①　②　③　④

冷浸法最为简单，尤其适合家庭配制药酒。

以消脂酒为例，泡酒方法步骤如下：

①将所用药材切薄片。

②装入洁净纱布袋中。

③将纱布袋放入容器。

④加入白酒，密封浸泡 15 日。

⑤拿掉纱布袋，加入蜂蜜混匀。

⑥取药液饮用。

（3）热浸法

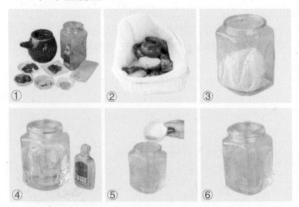

①　　　　　②　　　　　③

④　　　　　⑤　　　　　⑥

热浸法是一种古老而有效的药酒制作方法。

①将药材和白酒（或其他类型的酒）放在砂锅或搪瓷罐等容器中，然后放到更大的盛水锅中炖煮。

②一般在药面出现泡沫时，即可离火。

③趁热密封，静置半个月左右，过滤去渣即得药酒。

（4）酿酒法

①将药材加水煎熬，过滤去渣后浓缩成药片，也可直接压榨取汁。

②将糯米煮成饭。

③将药汁、糯米饭和酒曲搅拌均匀，放入干净的容器中，密封浸泡 10 天左右，待其发酵后滤渣，即得药酒。

（5）渗漉法

渗漉法适用于药厂生产。

①将药材研磨成粗粉，加入适量的白酒浸润 2～4 小时，使药材充分膨胀。

②将浸润后的药材分次均匀地装入底部垫有脱脂棉的渗漉器中，每次装好后用木棒压紧。

③装好药材后，上面盖上纱布，并压上一层洗净的小石子，以免加入白酒后使药粉浮起。

④打开渗滤器下口的开关，慢慢地从渗漉器上部加进白酒，当液体自下口流出时，关闭上开关，从而使流出的液体倒入渗漉器内。

⑤加入白酒至高出药粉面数厘米为止，然后加盖放置 1～2 天，打开下口开关，使渗源液缓缓流出。

⑥按规定量收集渗源液，加入矫味剂搅匀，溶解后密封静置数日，再滤出药液，添加白酒至规定量，即得药液。

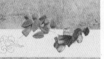

如何正确选用药酒

药酒将药以酒的形式应用，可以从整体调节人的阴阳平衡、新陈代谢，具有吸收快、完全灵活、作用缓慢、服用方便等特点。药酒虽好，选择时还是要因人而异。

懂得如何选用药酒非常重要。一要熟悉药酒的种类和性质；二要针对病情，适合疾病的需要；三要考虑自己的身体状况；四要了解药酒的使用方法。

药酒既可治病，又可强身，但并不是说每一种药酒都包治百病。饮用者必须仔细挑选，认清自己的病症和身体状况，要有明确的目的选用，服用药酒要与所治疗的病症相一致，切不可人用亦用，见酒就饮。

（1）气血双亏者，宜选用龙凤酒、山鸡大补酒、益寿补酒、十全大补酒等。

（2）脾气虚弱者，宜选用人参酒、当归北芪酒、长寿补酒、参桂营养酒等。

（3）肝肾阴虚者，宜选用当归酒、枸杞子酒、蛤蚧酒、桂圆酒等。

（4）肾阳亏损者，宜选用羊羔补酒、龟龄集酒、参茸酒、三鞭酒等。

（5）有中风后遗症、风寒湿痹者宜选用国公酒、冯了性药酒等。

（6）风湿性类风湿性关节炎、风湿所致肌肉酸痛者，宜选用风湿药酒、追风药酒、风湿性骨病酒、五加皮酒等。如果风湿症状较轻者可选用药性温和的木瓜酒、养血愈风酒等；如风湿多年，肢体麻木、半身不遂者则可选用药性较猛的蟒蛇药酒、三蛇酒、五蛇酒等。

（7）筋骨损伤者，宜选用跌打损伤酒、跌打药酒等。

（8）阳痿者，宜选用多鞭壮阳酒、助阳酒、淫羊藿酒、海狗肾酒等。

（9）神经衰弱者，宜选用五味子酒、宁心酒、合欢皮酒等。

（10）月经病者，宜选用妇女调经酒、当归酒等。

对于药酒的药材选取，也是相当讲究的。一般要选择补益药，分别有补气药、补血药、补阴药和补阳药四种。同时，还需要考虑饮酒的剂量，药量切勿过多，以免造成身体不适。药酒所治疾病甚多，可参考本书所列病症之药酒方，随症选用。

总之，选用药酒要因人而异、因病而异。选用滋补药酒时要考虑到人的体质；形体消瘦的人，多偏于阴虚血亏，容易生火、伤津，宜选用滋阴补血的药酒；形体肥胖的人，多偏于阳衰气虚，容易生痰、怕冷，宜选用补心安神的药酒；妇女有经带胎产等生理特点，所以在妊娠、哺乳时不宜饮用药酒；儿童脏腑尚未发育完全，一般也不宜饮用药酒；选用以治病为主的药酒，要随症选用，最好在中医师的指导下选用为宜。

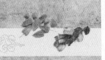

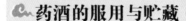

药酒的服用与贮藏

服用药酒，不仅仅是喝这么简单，还需要通过药酒的具体效用来决定患者本身应该使用哪些药酒。哪些药酒用于内服，哪些药酒用于外敷，服用时剂量、规格如何，等等，都是需要注意的地方。

配制好的药酒，不可能立即服用完毕，剩下还有如何贮藏药酒的问题。根据药酒的特性，选取合适的环境封存药酒，使药酒得以完好保存，发挥更大的药效，也是非常重要的一个步骤。

1. 药酒的服用方法

药酒中大多数为中药材加上酒泡制而成的，因此药酒也属于药的一种形式，也有其适宜的症状、不良反应以及毒性，所以在服用药酒时掌握服用方法和剂量是非常重要的。

药酒一般分为内服和外用两种用法，多数是内服或者外用的用法之一，但有些药酒会同时具备内服和外用两种方法。外用法一般按照要求使用即可，内服法则要严格根据药酒所适宜的功效来使用。

（1）服用药酒时要适度

根据不同人的不同情况，一般每次可饮用 10~30 毫升，每天 2~3 次，或根据病情以及所用药物的性质和浓度来调整。酒量小的患者，可在服用药酒的同时，加入适量清水，或兑入其他饮品一同服用，以减小高度数药酒的刺激性气味。饮用药酒应病愈即止，不宜长久服用。

（2）服用药酒时要注意时间

通常在饭前或睡前服用，一般佐膳服用，以温饮较佳，使药性得以迅速吸收，更好地发挥药性的温通补益作用。有些药酒也应季节的变化而用量不同，一般夏季炎热可适当减少服用量，冬季寒冷则可适当增加服用量。

（3）服用药酒时要注意年龄和生理特点

若老人或小孩服用，要适当减少药量，也要注意观察服用后有无不良反应，或尽量采用外服法；若女性服用，要注意在妊娠期和哺乳期一般不宜饮用药酒，在行经期不宜服用活血功能较强的药酒。

（4）尽量避免同时服用其他药物

服用药酒时要尽量避免同时服用其他药物，若不同治疗作用的药酒交叉使用，可能影响治疗效果。

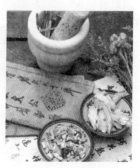

（5）不宜加糖或冰糖

服用药酒时，不宜加糖或冰糖，以免影响药效，最好加一点蜜糖，因为蜜糖性温和，加入药酒后不仅可以减少药酒对肠胃的刺激，还有利于保持和提高药效。

（6）药酒出现酸败味时忌服

一旦出现药酒质地混浊、絮状物明显、颜色变暗、表面有一层油膜、酒味转淡、有很明显的酸败味道等情况时，证明该药酒不适宜再服用了。

2. 药酒的贮藏要点

如果药酒的贮藏方法不当，不仅容易使药酒受到污染甚至变质，而且还会影响药酒的疗效。因此，对于一些服用药酒的人来说，掌握一些药酒的贮藏方法是十分必要的。通常情况下，贮藏药酒应注意以下几个要点：

（1）首先应该将用来盛装药酒的容器清洗干净，然后用开水烫一遍，这样可以消毒。

（2）药酒配制完毕后，应及时装入合适的容器中，并盖上盖密封保存。

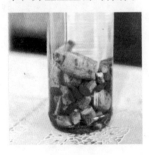

（3）贮藏药酒的地方最好选择在阴凉通风干燥处，温度在10℃～20℃为宜。夏季贮藏药酒要避免阳光的直接照射，同时要做好防火措施，因强烈的光照可破坏药酒内的有效

成分及稳定性和色泽，使药物功效降低；如果用黄酒或米酒配制药酒时，冬天要避免受冻变质，一般贮藏在不低于 –5℃的环境下。

（4）贮藏药酒时切忌不能与汽油、煤油、农药以及带强烈刺激性味道的物品一同存放，以免药酒变质、变味，影响了治疗的效果。

（5）配制好的药酒最好贴上标签，并写上所用药酒的名称、作用、配制时间、用量等详细的内容，以免时间久了发生混乱辨认不清，造成不必要的麻烦，甚至导致误用错饮而引起身体不适。

（6）当药酒的颜色不再加深，表明药物的有效成分已经停止渗出，药酒浓度已达到最大，就可以服用了。一般来说，动物类药酒浸泡 1 ～ 2 周才可以服用，而植物类药酒 3 ～ 5 天就可以了。有些贵重药材，可反复浸泡，离喝光前尚有 1 寸的液高时，再次倒入新酒继续浸泡。

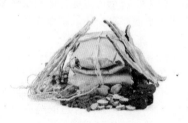

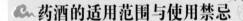

药酒的适用范围与使用禁忌

由于药酒所含的药物成分不同，其功能效用也会有所不同，所适应的群体、病症也往往大不相同，因此，在选择药酒之前，首先应该弄清楚所选药酒的适用范围以及禁忌，综合考虑之后再做出选择，只有对症选药酒，才能产生较好的疗效，否则，因为药酒选用不当或随意服用，可能会产生负面的影响，严重时甚至危及生命。因此，本篇将告诉您药酒的适用范围以及使用禁忌，希望对您有帮助！

1. 药酒的适用范围

（1）防治疾病。由于所选取的药材不同，不同的药酒可以治疗内科、外科、骨科、男科、儿科等近百种疾病。很多疾病都可以通过药酒来慢慢治疗，药酒相对于西药来说，对身体的副作用较小，而且效果也甚佳。

（2）延年益寿。选择合适的中药材来制作药酒，能增强人体免疫功能，改善体质，可以保持旺盛的精力，对中老年人有很大的益处，可以延长人的寿命。

（3）美容养颜。选择合适的药酒对女性朋友来说也有很多好处，可以补血养颜、美白护肤，是爱美女性的很好选择。

（4）防癌抗癌。选择合适的药材来制作药酒，可以达到防癌抗癌的作用。

2. 药酒的使用禁忌

（1）儿童、青少年最好不要采用药酒疗法。

（2）对酒精过敏、患皮肤病的人，应禁用或慎用药酒。

（3）高血压患者宜戒酒，或尽量少服药酒。

（4）冠心病、心血管疾病、糖尿病患者病情较为严重时，不宜采用药酒疗法。

（5）消化系统溃疡较重者不宜服用药酒。

（6）肝炎患者由于肝脏解毒功能降低，饮酒后酒精在肝脏内聚集，会使肝细胞受到损害而进一步降低解毒功能，加重病情，因此不宜服用药酒。

（7）女性在妊娠期和哺乳期不宜服用药酒，在正常行经期也不宜饮用活血功能强的药酒。

（8）育龄夫妇忌饮酒过多，容易破坏性行为，并抑制性功能。

（9）用药酒治病可单用，必要时也可与中药汤剂或其他的外治法配合治疗。

（10）外用药酒绝不可内服，以免中毒，危及身体。

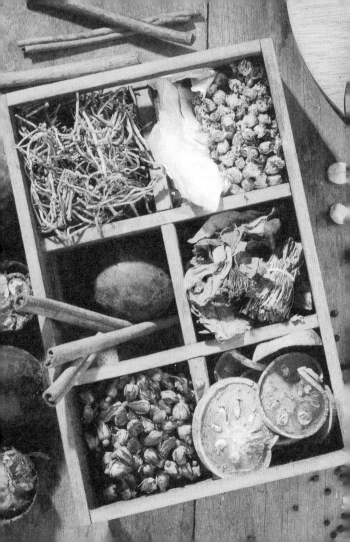

第二章
防治心脑血管疾病的药酒

心脑血管疾病是心脏血管和脑血管疾病的统称，泛指由于高血压、高脂血症、血液黏稠、动脉粥样硬化等所导致的心脏、大脑及全身组织发生缺血性或出血性疾病的通称。

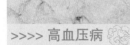

>>>> 高血压病

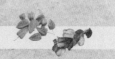

竹酒 ▼

药材配方

嫩竹120克　　白酒1升

制作方法

❶ 将嫩竹捣碎，装入洁净纱布袋中；❷ 将洁净纱布袋放入合适的容器中，倒入白酒密封；❸ 密封12日后即可服用。

【使用方法】口服。每日2次，每次20毫升。
【贮藏方法】放在干燥阴凉避光处保存。
【注意事项】低血压患者忌服。

功能效用

嫩竹性寒、味甘淡，清热除烦，生津利尿。此款药酒具有降低血压、强筋健骨、清热利窍的功效，适用于原发性高血压、痔疮、便秘等疾病。

桑葚降压酒▼

药材配方

桑葚200克

糯米1千克

酒曲40克

制作方法

❶ 把桑葚捣碎入锅，加入800毫升的水煎汁，浓缩至100毫升左右待用；❷ 把糯米用水浸后沥干，放入锅中蒸到半熟；❸ 把桑葚汁倒入蒸好的糯米中，加入研成细末的酒曲，搅拌均匀后密封，使其发酵，如周围温度过低，可用稻草或棉花围在四周进行保温，约10日后味甜即可饮用。

【使用方法】口服。每日2次，每次15毫升。或视情况适量饮用也可。

【贮藏方法】放在干燥阴凉避光处保存。

【注意事项】脾胃虚寒、便溏者忌服。

功能效用

养肝明目，滋阴补肾，润燥止渴，生津润肺。主治高血压、眩晕耳鸣、心悸失眠、内热消渴、血虚便秘、神经衰弱、肝肾阴亏等。

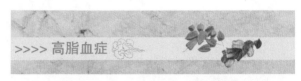

>>>> 高脂血症

大蒜酒 ▼

药材配方

大蒜400克

白酒750毫升

制作方法

❶ 将大蒜剥去外皮，捣成烂泥，放入容器中；
❷ 将白酒倒入容器中，与大蒜泥混匀；❸ 密封，将药
酒浸泡30天后取出；❹ 过滤去渣，取药液徐徐饮服。

【使用方法】口服。每日2次，每次10毫升，同时
食大蒜3瓣。
【贮藏方法】放在干燥阴凉避光处保存。
【注意事项】阴虚火旺、痔疮患者忌服。

功能效用

大蒜具有降血脂、预防冠心病和动脉硬化、防
止血栓形成的功效。此款药酒具有温血通脉、降脂
的功效，适用于高脂血症、动脉硬化、高血压等症。

消脂酒

 山楂片60克　 泽泻60克

 丹参60克　 香菇60克　 蜂蜜300克　 白酒1升

制作方法

❶ 把上述药材切成薄片，装入洁净纱布袋中；❷ 把装有药材的纱布袋放入合适的容器中，倒入白酒后密封；❸ 浸泡约15日后拿掉纱布袋；❹ 加入蜂蜜混匀后即可饮用。

【使用方法】口服。每日2次，每次20～30毫升。
【贮藏方法】放在干燥阴凉避光处保存。
【注意事项】孕妇不宜服用。

功能效用

泽泻具有显著的利尿、降压、降血糖、抗脂肪肝的功效；丹参具有凉血消痈、清心除烦、养血安神的功效。此款药酒具有补脾健胃、活血祛脂的功效，适用于高脂血症。

香菇柠檬酒

药材配方

香菇100克　　柠檬4个　　蜂蜜160克　　白酒2升

制作方法

❶ 把香菇和柠檬分别洗净，晾干切片后装入两个洁净纱布袋中；❷ 把这两个纱布袋放入合适的容器中，倒入白酒后密封；❸ 浸泡约7日后拿掉装有柠檬的纱布袋；❹ 继续浸泡10日左右，加入蜂蜜混匀即可饮用。

【使用方法】口服。每日2～3次，每次15～20毫升。
【贮藏方法】放在干燥阴凉避光处保存。
【注意事项】低血压患者不宜服用。

功能效用

香菇具有化痰理气、益胃和中、透疹解毒的功效；柠檬具有生津祛暑、健脾消食的功效。此款药酒具有补脾健胃、清热去脂的功效，适用于高脂血症、高血压病的治疗。

玉竹长寿酒

药材配方

玉竹60克　　白芍60克

当归40克　　制首乌40克　　党参40克　　白酒2升

制作方法

❶ 将玉竹、白芍、当归、制首乌、党参分别捣碎，放入布袋中，再将此布袋放入容器中；❷ 加入白酒；❸ 密封浸泡7日，过滤留渣，取药液；❹ 压榨液渣取滤液，将滤液和药液混合，过滤后方可服用。

【使用方法】口服。每日2次，每次10～20毫升。
【贮藏方法】放在干燥阴凉避光处保存。
【注意事项】①痰湿气滞者忌服；②脾虚便溏者慎服。

功能效用

益气活血、健脾和胃、降脂减肥。主治高脂血症，伴有阴气不足、身倦乏力、食欲不振。

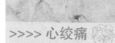

>>>> 心绞痛

活血养心酒 ▼

药材配方

丹参60克

白酒500毫升

【制作方法】

❶ 把丹参切成薄片装入洁净纱布袋中；❷ 把装有药材的纱布袋放入合适的容器中；❸ 将白酒倒入容器后密封；❹ 浸泡约15日后，拿掉纱布袋，过滤后即可饮用。

【使用方法】口服。每日2次，每次15～20毫升。
【贮藏方法】放在干燥阴凉避光处保存。
【注意事项】服用抗凝药物的心脏病患者慎服。

【功能效用】

丹参具有凉血消痈、清心除烦、养血安神的功效。此款药酒具有调经的功效，适用于妇女月经不调、心绞痛、血栓性脉管炎等。

灵脂酒

药材配方

 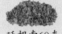

五灵脂60克　　延胡索60克　　没药60克　　白酒1升

制作方法

❶ 把五灵脂、延胡索、没药略炒后研成粗末，装入洁净纱布袋中；❷ 把装有药材的纱布袋放入合适的容器中；❸ 将白酒倒入容器中后密封；❹ 浸泡约15日后拿掉纱布袋即可饮用。

【使用方法】口服。每日2～3次，每次10毫升。
【贮藏方法】放在干燥阴凉避光处保存。
【注意事项】孕妇慎服。

功能效用

五灵脂具有活血散瘀、止血的功效；延胡索有镇痛、镇静、催眠作用；没药具有散血去瘀、消肿定痛的功效。此款药酒具有活血化瘀、通络止痛的功效，适用于女性功能失调性子宫出血、男性脾胃积气、心绞痛。

吴萸肉桂酒 ▼

药材配方

吴茱萸150克　　肉桂30克　　白酒1.2升

制作方法

❶ 将吴茱萸和肉桂放入容器中；❷ 将白酒倒入容器中；❸ 用文火慢煮至600毫升；❹ 过滤药渣后，取药液饮用。

【使用方法】口服。每日2次，每次25毫升。
【贮藏方法】放在干燥阴凉避光处保存。
【注意事项】儿童忌服。

功能效用

吴茱萸具有散寒止痛、助阳止泻、降逆止呕的功效；肉桂具有补火助阳、散寒止痛、活血通经的功效。此款药酒具有温中散寒的功效，适用于呕吐身冷、突发性心绞痛等疾病，对寒凝、阳虚所引起的心绞痛效果更佳。

复方丹参酒

药材配方

丹参50克　　延胡索25克　　韭菜汁15毫升　　白酒500毫升

制作方法

❶ 把丹参和延胡索分别切成薄片装入洁净纱布袋中；❷ 把装有药材的纱布袋放入合适的容器中；❸ 将韭菜汁和白酒倒入容器后密封起来；❹ 浸泡10日左右拿掉纱布袋即可饮用。

【使用方法】口服。每日2次，每次20毫升。
【贮藏方法】放在干燥阴凉避光处保存。
【注意事项】①宜饭前空腹饮用；②饮用期间应节制房事。

功能效用

此款药酒具有活血化瘀、通络行滞、理气止痛、抗菌降压的功效。主治心绞痛，能改善心血管系统的疾病和肝脏的生理功能，提高耐低氧能力。

桂姜酒 ▼

药材配方

干姜100克　　肉桂50克　　白酒1升

制作方法

❶ 把肉桂和干姜分别切成薄片装入洁净纱布袋中；❷ 把装有药材的纱布袋放入合适的容器中；❸ 将白酒倒入容器后密封；❹ 浸泡10日左右拿掉纱布袋即可饮用。

【使用方法】口服。每日2次，每次15～20毫升。
【贮藏方法】放在干燥阴凉避光处保存。
【注意事项】孕妇慎服。

功能效用

干姜具有温中散寒、回阳通脉、祛湿消痰、温肺化饮的功效；肉桂能够补元阳、暖脾胃、除积冷、通血脉。两者合用制成药酒，具有温中散寒、行气止痛的功效，适用于寒凝引起的心绞痛。

灵芝丹参酒 ▼

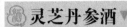

药材配方

灵芝120克　　丹参20克　　三七20克　　白酒2升

制作方法

❶ 把灵芝、丹参、三七分别切碎，装入洁净纱布袋中；❷ 把装有药材的纱布袋放入合适的容器中；❸ 将白酒倒入容器后密封；❹ 每日摇动至少一次；❺ 浸泡约15日后拿掉纱布袋即可饮用。

【使用方法】口服。每日2次，每次20～30毫升。
【贮藏方法】放在干燥阴凉避光处保存。
【注意事项】孕妇慎服。

功能效用

灵芝可有效扩张冠状动脉，增加冠脉血流量，改善心肌微循环，对心肌缺血具有保护作用。此款药酒具有活血祛瘀、养血安神、滋补肝肾的功效。主治衰弱、腰膝酸软、眩晕失眠、头昏等病症，适合于心绞痛、冠心病、神经衰弱。

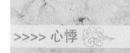

>>>> 心悸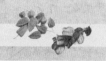

安神酒 ▼

【药材配方】

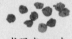

龙眼肉500克　　　白酒3升

【制作方法】

❶ 把龙眼肉装入洁净的纱布袋中；❷ 把装有龙眼肉的纱布袋放入合适的容器中；❸ 将白酒倒入容器后密封；❹ 浸泡1个月后拿掉纱布袋即可饮用。

【使用方法】口服。每日 2 次，每次 20 毫升。
【贮藏方法】放在干燥阴凉避光处保存。
【注意事项】宜饭前空腹饮用。

【功能效用】

此款药酒具有健脾养心、滋补气血、益智安神的功效。主治心悸怔忡、虚劳羸弱、健忘失眠、倦怠乏力、面色不华、精神不振等症。

定志酒 ▼

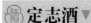

药材配方

柏子仁60克   朱砂30克   茯苓75克

远志120克   菖蒲120克   人参90克   白酒4.5升

制作方法

❶ 除人参整支泡，把其他药材捣碎装入布袋；❷ 把布袋放入容器，加白酒；❸ 经常摇动，密封浸泡15日左右拿掉纱布袋；❹ 撒上朱砂细粉，摇匀饮用。

【使用方法】口服。每日2次，每次10～15毫升。
【贮藏方法】放在干燥阴凉避光处保存。
【注意事项】最好空腹服用。

功能效用

此款药酒具有补心安神、养肝明目的功效。主治神经衰弱、心悸健忘、食欲不佳、体倦乏力等症。

酒 补心酒 ▼

药材配方

麦冬100克　　柏子仁50克　　生地黄75克

当归50克　白茯神50克　龙眼肉50克　白酒10升

制作方法

❶ 将麦冬去心、柏子仁去油；❷ 把诸药材切碎入纱布袋；❸ 把纱布袋放入容器，加白酒密封，每日摇动至少一次；❹ 浸泡约7日后去纱布袋饮用。

【使用方法】口服。每日2次，每次10毫升。
【贮藏方法】放在干燥阴凉避光处保存。
【注意事项】感冒及实热证所致的心烦失眠者忌服。

功能效用

安神定心，补血养心。适用于阴血亏虚所致的心悸心烦、多梦健忘、口干舌燥、严重失眠、面色无华、疲倦等症。

桑龙药酒 ▼

药材配方

桑葚60克　　　龙眼肉60克　　　白酒2.5升

制作方法

❶ 把桑葚和龙眼肉捣碎装入洁净纱布袋中；❷ 把装有药材的纱布袋放入合适的容器中；❸ 将白酒倒入容器中；❹ 经常摇动，浸泡约10日后拿掉纱布袋即可饮用。

【使用方法】口服。视个人身体情况适量饮用。
【贮藏方法】放在干燥阴凉避光处保存。
【注意事项】脾胃虚寒、便溏者忌服。

功能效用

　　本药酒方具有滋阴养血、补益心脾、养心安神、清肝明目、生津润肠的功效。适用于阴虚血少所致的心悸失眠、心脾不足、耳聋目暗、老弱体虚、腰酸耳鸣、津伤口渴、肠燥便秘等症的防治。

🍶 宁心酒 ▼

药材配方

龙眼500克　　桂花120克　　白糖240克　　白酒5升

📷 制作方法

❶ 将龙眼去核取肉，洗净后沥干备用；❷ 将龙眼肉、桂花、白糖放入容器中；❸ 将白酒倒入容器中；❹ 密封浸泡，愈久愈佳，每取药液服用。

【使用方法】口服。每日2次，每次15～20毫升。
【贮藏方法】放在干燥阴凉避光处保存。
【注意事项】糖尿病患者忌服。

📷 功能效用

龙眼肉甘温滋补，入心脾两经，具有补益心脾、养血宁神的功效；桂花性温、味辛，入肺、大肠经，具有散寒破结、化痰止咳的功效。此款药酒具有安神宁心、定志养颜的功效。主治心悸、神经衰弱、失眠健忘等症。

参葡酒

药材配方

 人参600克

 葡萄200克

 白酒10升

制作方法

❶将人参切成小段；❷将葡萄去核捣烂，取汁备用；❸将人参、葡萄一起放入容器中；❹密封浸泡，每天晃动1次，7天后取药液饮用。

【使用方法】空腹口服。每日2次，每次10~20毫升。

【贮藏方法】放在干燥阴凉避光处保存。

【注意事项】湿重者忌服。

功能效用

人参可以增加心肌收缩力，减慢心率，增加心输出量与冠脉血流量，对心脏功能、心血管、血流都有一定的影响。此款药酒具有养心益气、健脾宁神、强筋壮骨的功效，适用于心悸失眠、脾虚气血不足、食欲不振、盗汗痨嗽、津亏口渴等症。

扶衰五味酒 ▼

药材配方

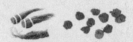

党参30克　　龙眼肉30克

五味子20克　柏子仁20克　丹参20克　白酒1.5升

制作方法

❶ 把上述药材捣碎，装入洁净纱布袋中；❷ 把装有药材的纱布袋放入合适的容器中；❸ 将白酒倒入容器中；❹ 每日摇动数次；浸泡约15日后拿掉纱布袋即可饮用。

【使用方法】口服。每日2次，每次10～20毫升。
【贮藏方法】放在干燥阴凉避光处保存。
【注意事项】感冒发热、消化不良者不宜服用。

功能效用

养心安神，补气养血，滋肺益肾。主治脾肺肾皆虚所致的心悸不安、体弱无力、懒言气短、食欲不佳、四肢乏力、怔忡健忘、烦躁失眠等症。

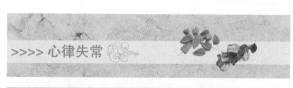

>>>> 心律失常

缓脉酒 ▼

药材配方

鹿茸20克　　　低度白酒2升

制作方法

❶ 把鹿茸切片装入洁净纱布袋中；❷ 把装有鹿茸的纱布袋放入合适的容器，加入白酒后密封；❸ 浸泡约7日后取出纱布袋放入另一容器中；❹ 倒入等量白酒后密封，再次浸泡7日左右；❺ 拿掉纱布袋，合并两次浸泡后的白酒即可饮用。

【使用方法】口服。每日3次，每次10～15毫升。
【贮藏方法】放在干燥阴凉避光处保存。
【注意事项】心动过速者忌服。

功能效用

鹿茸具有降低血压、减慢心律、扩张外周血管的功效。此款药酒主治病态窦房结综合征、窦性心动过缓。

怔忡药酒

药材配方

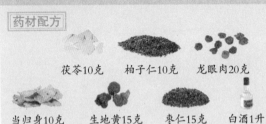

茯苓10克　　　柏子仁10克　　　龙眼肉20克

当归身10克　　生地黄15克　　枣仁15克　　白酒1升

制作方法

❶ 将上述6味药捣碎，装入洁净纱布袋中；
❷ 将洁净纱布袋放入合适的容器中，倒入白酒密封；❸ 浸泡7天后，过滤即可服用。

【使用方法】口服。早晚各1次，每次15～20毫升。
【贮藏方法】放在干燥阴凉避光处保存。
【注意事项】心动过速者忌服。

功能效用

　　茯苓和柏子仁均有养血安神的作用，本药酒方功能养血安神、宁心益智。主治心血虚少所致的头昏乏力、惊悸怔忡，有养血宁心的作用，对于心血虚所致的各种心律失常有一定作用。

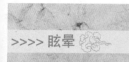
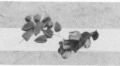

>>>> 眩晕

补益杞圆酒 ▼

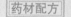
药材配方

枸杞子60克

龙眼肉60克

白酒500毫升

制作方法

❶ 把枸杞子和龙眼肉捣碎，装入洁净纱布袋中；❷ 把装有药材的纱布袋放入合适的容器中，倒入白酒后密封；❸ 每日摇动数次；❹ 浸泡约10日后拿掉纱布袋即可饮用。

【使用方法】口服。每日2次，每次10~20毫升。
【贮藏方法】放在干燥阴凉避光处保存。
【注意事项】孕妇慎服。

功能效用

养肝补肾，补益精血，养心健脾。适用于肾虚血虚所致的头晕目眩、腰膝酸软、乏力倦怠、健忘失眠、神志不宁、目昏多泪、食欲不佳等症。

菊花酒 ▼

药材配方

 菊花500克　　 糯米1千克

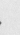 枸杞子200克　　 当归200克　　 生地黄200克　　 酒曲适量

制作方法

❶ 把上述药材放入锅中，加水煎汁，过滤待用；❷ 把糯米用水浸后沥干，放入锅中，熬煮至半熟后凉凉；❸ 把药汁倒入冷却后的糯米中，加入酒曲，搅拌均匀后密封；❹ 用稻草或棉花围在四周保温使其发酵，约7日后味甜即可饮用。

【使用方法】口服。每日2次，每次20毫升。
【贮藏方法】放在干燥阴凉避光处保存。
【注意事项】高血压病患者忌服。

功能效用

菊花具有预防心脑血管疾病的功效。此款药酒具有延缓衰老、疏风清热、滋阴健脑、养肝明目的功效。适用于头晕目眩、耳鸣耳聋、头风、手足震颤等症的防治。

🍶 白菊花茯苓酒 ▼

【药材配方】

白菊花500克　　白茯苓500克　　白酒3升

🈂 制作方法

❶ 把白菊花和白茯苓捣碎，装入洁净纱布袋中；❷ 把装有药材的纱布袋放入合适的容器中；❸ 把白酒倒入容器中；❹ 浸泡约15日后拿掉纱布袋即可饮用。

【使用方法】口服。每日3次，每次15～30毫升。
【贮藏方法】放在干燥阴凉避光处保存。
【注意事项】高血压病患者慎服。

🈂 功能效用

白菊花性凉，味甘苦，具有疏风清热、明目解毒的功效。此款药酒具有疏风除热、养肝明目、调理血脉、补气益脾、延年益寿的功效，适用于眼目昏花、视物不清、头痛眩晕、目赤肿痛等症。

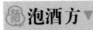

泡酒方 ▼

药材配方

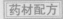
鲜石菖蒲30克

鲜木瓜30克

桑寄生50克

小茴香10克

九月菊根30克

白酒3升

制作方法

❶ 把上述药材捣碎装入洁净纱布袋中；❷ 把装有药材的纱布袋放入合适的容器中；❸ 把白酒倒入容器中；❹ 浸泡约7日后，拿掉纱布袋，取药液饮用。

【使用方法】口服。每日1次，每次20毫升。早晨饮用效果最佳。

【贮藏方法】放在干燥阴凉避光处保存。

【注意事项】儿童慎服。

功能效用

此款药酒具有清心柔肝、明目开窍、助阳通络、补肾祛湿的功效，适用于肝肾虚弱引起的眩晕耳鸣、消化不良、阳虚恶风、步履无力等症的治疗。

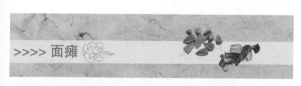

>>>> 面瘫

蚕沙酒 ▼

药材配方

晚蚕沙200克　川芎120克　白附子200克　白酒2升

制作方法

❶把上述药材捣碎，装入洁净纱布袋中；❷把装有药材的纱布袋放入合适的容器中；❸把白酒倒入容器中；❹浸泡约7日后拿掉纱布袋即可饮用。

【使用方法】口服。每日3次，每次10～15毫升。
【贮藏方法】放在干燥阴凉避光处保存。
【注意事项】阴虚火旺，上盛下虚及气弱之人忌服。

功能效用

川芎具有活血化瘀、行气开郁、祛风止痛的功效；白附子具有燥湿化痰、解毒散结的功效。此款药酒具有祛风除湿、活血行瘀、通络化痰的功效。主治口眼歪斜。

🍶加味酒调牵正散▼

药材配方

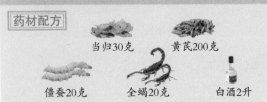

当归30克   黄芪200克

僵蚕20克   全蝎20克   白酒2升

制作方法

❶ 将黄芪、当归、僵蚕、全蝎放入容器中；❷ 加适量清水，上火煎煮药材；❸ 将药液过滤去渣，取澄清滤液备用；❹ 将白酒倒入滤液中，待其混匀，取汁液服用。

【使用方法】口服。每日1剂，分3次服用。
【贮藏方法】放在干燥阴凉避光处保存。
【注意事项】①全蝎为有毒之品，用量宜慎；②感冒和经期均不宜吃黄芪。

功能效用

僵蚕具有祛风解痉、化痰散结的功效；当归具有增强心肌血液供应、促进血红蛋白及红细胞生成、促进淋巴细胞转化的功效。此款药酒具有熄风止痉、化痰通络的功效。主治面瘫。

牵正酒 ▼

药材配方

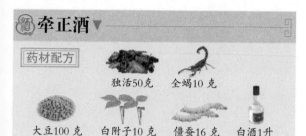

独活50克　　全蝎10克

大豆100克　白附子10克　僵蚕16克　白酒1升

制作方法

❶ 把上述药材捣碎，装入洁净纱布袋中；❷ 把装有药材的纱布袋放入合适的容器中；❸ 把白酒倒入容器中；❹ 浸泡3～5日或放在火上煮沸几次，拿掉纱布袋即可饮用。

【使用方法】口服。每日3次，每次10～15毫升。临睡前饮用效果更佳。

【贮藏方法】放在干燥阴凉避光处保存。

【注意事项】病属痰热及阴虚肝阳上亢者忌用，孕妇慎用。

功能效用

独活具有祛风止痛的功效；白附子具有燥湿化痰、解毒散结的功效。此款药酒具有熄风止痉、化痰通络的功效。主治口眼歪斜。

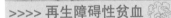
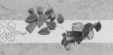

>>>> 再生障碍性贫血

当归酒

药材配方

当归60克　　　白酒700毫升

制作方法

❶ 把当归切成薄片装入洁净纱布袋中；❷ 把装有当归的纱布袋放入合适的容器中；❸ 将白酒倒入容器中；❹ 每日摇动数次；❺ 浸泡约7日后拿掉纱布袋即可饮用。

【使用方法】口服。每日3次，每次20～30毫升。
【贮藏方法】放在干燥阴凉避光处保存。
【注意事项】中满便溏者忌服。

功能效用

补血活血，调经止痛，润肠通便。主治月经不调、闭经痛经、虚寒腹痛、产后瘀血阻滞、产后风瘫、血虚萎黄等症。

桂圆补血酒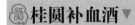

药材配方

龙眼肉250克　　何首乌250克　　鸡血藤250克　　白酒3升

制作方法

❶ 把上述药材捣碎，装入洁净的纱布袋中；❷ 把装有药材的纱布袋放入合适的容器中；❸ 将白酒倒入容器中；❹ 浸泡约15日后拿掉纱布袋即可饮用。

【使用方法】口服。每日2次，每次20～30毫升。
【贮藏方法】放在干燥阴凉避光处保存。
【注意事项】儿童慎服。

功能效用

鸡血藤有补血行血、通经络的效果；何首乌功能补益精血、补肝肾。此款药酒能够益精补髓、养心安神。主治血虚气弱所致的贫血、面色无华、容颜憔悴、头晕心悸、失眠健忘、四肢乏力、神经衰弱、须发早白等症。

枸杞熟地酒 ▼

药材配方

枸杞子100克

熟地黄20克

远志10克

百合10克

龙眼肉50克

白糖200克

白酒2升

制作方法

❶把诸药材捣碎，入纱布袋中；❷把纱布袋放入容器，倒入白糖和白酒后密封；❸浸泡约15日后去纱布袋饮用。

【使用方法】口服。每日2次，每次10～15毫升。空腹饮用效果更佳。
【贮藏方法】放在干燥阴凉避光处保存。
【注意事项】痰湿内盛者忌服。

功能效用

养肝补肾，清心宁神，补血益精。主治失眠多梦、肝肾阴虚、心悸健忘、口干舌燥、面色不华、舌质偏红、脉虚无力、眩晕、贫血等症。

虫草黑枣酒▼

药材配方

冬虫夏草120克　　黑枣120克　　白酒2升

制作方法

❶ 把冬虫夏草、黑枣洗净沥干，捣碎，装入洁净纱布袋中；❷ 把装有药材的纱布袋放入合适的容器中；❸ 将白酒倒入容器中；❹ 浸泡约60日后拿掉纱布袋即可饮用。

【使用方法】口服。每日2次，每次20毫升。
【贮藏方法】放在干燥阴凉避光处保存。
【注意事项】感冒发热者忌服。

功能效用

黑枣味甘、性平，入脾、胃经，有滋养阴血、养心安神的功效；冬虫夏草能够益肾，补精髓，既能补肺阴，又能补肾阳。此款药酒具有补虚益精、养肝护肾、强身健体的功效。主治贫血、吐血、虚喘久咳、久病体虚、食欲不佳等症。

两桂酒 ▼

药材配方

桂花120克　　龙眼肉500克　　白糖250克　　白酒2.5升

制作方法

❶ 将桂花和龙眼肉加白糖搅拌均匀；❷ 将混匀的药材放入合适的容器中；❸ 然后将白酒倒入容器中；❹ 密封15天后，过滤去渣，即可取药液饮用。

【使用方法】口服。每日1次，每次20毫升。
【贮藏方法】放在干燥阴凉避光处保存。
【注意事项】儿童慎服。

功能效用

龙眼肉味甘性温，归心、脾经，具有改善补益心脾的功效；桂花具有散寒破结、化痰止咳的功效。此款药酒具有滋阴补血、除口臭、祛痰化痰的功效。主治气血不足、头晕目眩、四肢乏力等症。

鹿茸山药酒

药材配方

鹿茸75克　　　　山药30克　　　　白酒500毫升

制作方法

❶ 将鹿茸、山药放入容器中；❷ 将白酒倒入容器中；❸ 密封浸泡7天后取出；❹ 过滤去渣，取药液服用。

【使用方法】口服。每日3次，每次15～20毫升。
【贮藏方法】放在干燥阴凉避光处保存。
【注意事项】大便燥结者慎服。

功能效用

山药具有补虚抗衰、补气养血、滋阴补阳的功效；鹿茸具有提高机体抗氧化能力、降血压、增加血液中的血红蛋白、调整心律的功效。此款药酒具有补肾壮阳的功效。主治阳痿早泄、再生障碍性贫血、其他贫血症。

金芍玉液酒 ▼

药材配方

人参16克

熟地黄48克

玉竹48克

桑葚48克

白芍48克

枸杞子48克

白术36克

黄芪36克

丹参36克

陈皮24克

红花24克

川芎24克

党参40克

玫瑰花8克

白糖3.6千克

甘草24克

麦冬48克

茯苓36克

白酒10升

制作方法

❶ 把人参、熟地黄、玉竹、桑葚、麦冬、白芍、枸杞子、白术、黄芪、茯苓、丹参、陈皮、红花、川芎、甘草、党参、玫瑰花分别捣碎成细粉，再装入洁净纱布袋中；

❷ 把装有药材的纱布袋放入合适的容器中，倒入白酒后密封；

❸ 把白糖加水适量，煮沸溶解后放冷；

❹ 把放冷后的白糖水倒入容器中与白酒混匀；

❺ 加入冷开水至总量为10升；

❻ 浸泡约7日后拿掉纱布袋即可饮用。

【使用方法】口服。每日3次，每次15～30毫升。
【贮藏方法】放在干燥阴凉避光处保存。
【注意事项】①阴虚火旺者忌服；②孕妇、感冒病人不宜服用。

功能效用

此款药酒具有补气益血、柔肝通络的功效。主治因气血不足所致的虚损贫血、心悸气短、自汗盗汗、失眠健忘、头晕眼花、眩晕耳鸣、肌肉酸痛、爪甲不荣、神倦体乏、食欲不佳、懒言声低、四肢麻木、遗精早泄、舌质偏红、脉虚无力等症。

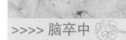

>>>> 脑卒中

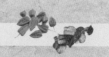

酒 黑豆白酒 ▼

药材配方

黑豆500克

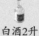

白酒2升

制作方法

❶ 把黑豆放入锅中，炒至烟出；❷ 把炒好的黑豆装入洁净纱布袋中；❸ 将装好药材的纱布袋放入合适的容器中，倒入白酒后密封；❹ 密封浸泡约2日后，拿掉纱布袋即可饮用。

【使用方法】口服。徐徐灌服，视个人身体情况适量饮用。

【贮藏方法】放在干燥阴凉避光处保存。

【注意事项】儿童慎服。

功能效用

此款药酒具有活血化瘀、温经祛风、通窍止痛的功效，适用于中风口噤、筋脉挛急等症。

🍶复方白蛇酒 ▼

药材配方

 炙全蝎90克

 当归300克

独活300克

 白花蛇90克

 天麻180克

 赤芍300克

 糯米7.5千克

 酒曲适量

制作方法

❶ 把糯米入锅蒸到半熟放冷，与酒曲拌匀密封，待其酒出；❷ 将其余诸药捣碎入纱布袋再入容器，加糯米酒密封，隔水煮沸后浸泡10日，去纱布袋饮用。

【使用方法】口服。每日2次，每次30～50毫升。
【贮藏方法】放在干燥阴凉避光处保存。
【注意事项】孕产妇和儿童慎服。

功能效用

此款药酒具有祛风除湿、通经活络、平肝止痛的功效。主治中风偏瘫、半身不遂、口眼歪斜、风湿痹痛等症。

爬山虎药酒 ▼

药材配方

爬山虎180克　　西洋参360克　　麝香3.6克　　白酒4.5升

制作方法

❶ 把爬山虎和西洋参捣碎，麝香研成细粉一并装入洁净纱布袋中；❷ 把装有药材的纱布袋放入合适的容器中；❸ 将白酒倒入容器中；❹ 密封浸泡约15日后拿掉纱布袋即可饮用。

【使用方法】口服。每日 1 ～ 2 次，每次 20 毫升。
【贮藏方法】放在干燥阴凉避光处保存。
【注意事项】阳虚体质者慎服。

功能效用

爬山虎具有祛风通络、活血解毒的功效；西洋参具有清热去烦、止渴生津的功效；麝香具有开窍醒神、活血通经的作用，麝香中含有一种叫"麝香酮"的成分，能够活血化瘀、消炎止痛。此款药酒具有扶正祛邪、疏经通络的功效。主治重型瘫痪等中风后遗症。

全蝎酒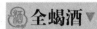

药材配方

全蝎24克　　白附子24克　　僵蚕24克　　白酒2升

制作方法

❶ 把全蝎、白附子、僵蚕分别捣碎，再装入洁净纱布袋中；❷ 把装有药材的纱布袋放入合适的容器中；❸ 将白酒倒入容器中密封；❹ 浸泡约7日后拿掉纱布袋即可饮用。

【使用方法】口服。每日2～3次，每次10～15毫升。
【贮藏方法】放在干燥阴凉避光处保存。
【注意事项】开封时，脸不要靠近酒，以免酒气伤眼。

功能效用

白附子具有燥湿化痰、解毒散结的功效；僵蚕味辛行散，功能祛风、化痰、通络。此款药酒具有祛风除湿、活血化痰、通络止痉的功效。主治中风瘫痪、半身不遂、口眼歪斜等症。

健足酒

药材配方

牛膝150克

当归150克

黄柏150克

杜仲150克

秦艽150克

木瓜150克

防风150克

陈皮150克

川芎120克

羌活120克

独活120克

白芷105克

肉桂60克

甘草60克

槟榔75克

油松节80克

生地黄150克

白芍150克

苍术120克

白酒4.5升

制作方法

❶ 将黄柏盐炒，杜仲姜翻炒；

❷ 将白芍、苍术分别进行翻炒；

❸ 把生地黄、牛膝、当归、黄柏、杜仲、白芍、秦艽、木瓜、防风、陈皮、苍术、川芎、羌活、独活、白芷、槟榔、肉桂、甘草、油松节分别捣碎，再装入洁净纱布袋中；

❹ 把装有药材的纱布袋放入合适的容器中，倒入白酒后密封；

❺ 隔水煮约1小时后取出；

❻ 浸泡约7日后拿掉纱布袋即可饮用。

【使用方法】口服。每日2次，每次30～50毫升。
【贮藏方法】放在干燥阴凉避光处保存。
【注意事项】①体质虚寒者慎服；②久痛可加制附子90克。

功能效用

生地黄具有降低血压，预防关节炎、传染性肝炎的功效；牛膝具有补肝益肾、强筋壮骨、活血通经、利尿通淋的功效；杜仲具有降低血压、舒筋通络的功效。此款药酒具有祛风除湿、疏经通络的功效。主治半身不遂、瘫痪腿痛、手足麻痒、肢体无力等症。

复方黑豆酒▼

药材配方

制川乌300克

丹参300克

黑豆500克

桂枝300克

黄酒6升

制作方法

❶ 把上述除黑豆外的药材捣碎，装入洁净纱布袋中；❷ 把装有药材的纱布袋放入合适的容器中，倒入黄酒；❸ 把黑豆炒熟，趁热投入酒中，密封；❹ 浸泡约7日后过滤即可饮用。

【使用方法】口服。每日早、中、晚及临睡前各服1次，每次温饮20～30毫升。

【贮藏方法】放在干燥阴凉避光处保存。

【注意事项】儿童慎服。

功能效用

黑豆具有降低胆固醇、补肾益脾、祛寒止喘、排毒减肥的功效。此款药酒具有祛风除湿、通络止痛、温经活血、除痹祛瘀的功效。主治中风瘫痪、半身不遂等症。

濒湖白花蛇酒

药材配方

白花蛇1条

秦艽100克

天麻100克

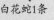
当归身100克

五加皮50克

羌活100克

糯米酒3升

制作方法

❶ 白花蛇用白酒润透去骨分肉，与其余捣碎诸药入纱布袋；❷ 把纱布袋入容器加糯米酒；❸ 隔水煮1日，密封浸泡15日去纱布袋饮用。

【使用方法】口服。每日2次，每次40~50毫升。
【贮藏方法】放在干燥阴凉避光处保存。
【注意事项】①阴虚内热者忌用；②饮用期间忌食鱼、羊、鹅、面。

功能效用

祛风除湿，熄风止痉，活血通络。主治中风伤湿、半身不遂、偏身麻木、口眼㖞斜、肌肉麻痹、骨节疼痛、年久疥癣恶疮等症。

🍶 鲁公酿酒 ▼

药材配方

桂心75克

秦艽75克

天雄75克

石膏75克

葛根60克

黄花菜60克

石斛60克

通草60克

川续断60克

柏子仁60克

防风60克

巴戟天60克

细辛75克

牛膝120克

天门冬120克

乌头10枚

干姜75克

糯米7500克

清水2.5升

酒曲250克

蹋躅75克

附子75克

甘草75克

川椒50克

紫苑75克

川芎75克

山茱萸60克

制作方法

❶ 将踯躅、附子、桂心、秦艽、天雄、石膏、紫菀、川芎、葛根、黄花菜、石斛、通草、甘草、川续断、柏子仁、防风、巴戟天、山茱萸、细辛、牛膝、天门冬、乌头、川椒、干姜分别捣碎，放入容器中；

❷ 加入清水，浸渍3天；

❸ 加酒曲入容器中合渍；

❹ 将糯米浸湿、沥干，煮熟后凉凉；加入容器中，与药液拌匀合酿，密封浸泡约3天；

❺ 过滤去渣，取药渣晒干研细末，与药液分开备用。

【使用方法】空腹口服。每日2次，每次10～15毫升，用药酒送服。

【贮藏方法】放在干燥阴凉避光处保存。

【注意事项】体质虚寒者慎服。

功能效用

附子具有回阳救逆、补火助阳、散寒止痛的功效；桂心具有益精明目、消瘀生肌的功效；秦艽具有祛风祛湿、舒筋通络、清热补虚的功效。此款药酒具有补肾壮阳、散风祛湿、疏经活络的功效。主治中风偏瘫、产乳中风、五劳七伤等症。

🍶 独活牛膝酒 ▼

药材配方

独活90克

肉桂90克

防风90克

制附子90克

大麻仁150克

牛膝90克

川椒150克

白酒4.5升

制作方法

❶ 将大麻仁炒香，其余诸药捣碎入纱布袋中；❷ 把纱布袋入容器，倒入白酒；❸ 密封浸泡约7日去纱布袋饮用。

【使用方法】口服。每日2次，每次40毫升。早饭前及临睡前饮用效果更佳。

【贮藏方法】放在干燥阴凉避光处保存。

【注意事项】内热较重、舌红无苔、阴虚火旺者慎服。

功能效用

此款药酒具有祛风除湿、温经和血、舒筋通络的功效。主治半身不遂、关节疼痛、关节屈伸不利等症。

第三章
防治泌尿系统疾病的药酒

泌尿系统包括肾脏、输尿管、膀胱、尿道，每个泌尿系器官患病，都有可能波及整个系统，是威胁男性健康的主要病种之一。

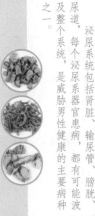

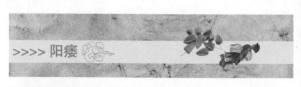

>>>> 阳痿

🍶 三草酒 ▼

药材配方

老虎须草480克　　木贼草90克　　香花草120克　　白酒3升

📋 制作方法

❶ 把上述药材捣碎，装入洁净纱布袋中；❷ 把装有药材的纱布袋放入合适的容器中；❸ 将白酒倒入容器中；❹ 浸泡约7日后拿掉纱布袋即可饮用。

【使用方法】口服。每日2次，每次30～50毫升。
【贮藏方法】放在干燥阴凉避光处保存。
【注意事项】孕产妇和儿童慎服。

📋 功能效用

木贼草具有清肝明目、止血止咳、利尿通淋的功效；香花草具有利湿和中、消肿止血的功效。此款药酒具有清热利湿的功效。主治阳痿不举、妇女带下。

复方栀茶酒 ▼

药材配方

 山栀根皮100克　 果仁100克　 蛇床子60克　 淫羊藿60克

 红花6克　 干地龙20克　 冰糖200克　 米酒3升

制作方法

❶ 把诸药材捣碎入纱布袋中；❷ 把纱布袋放入容器，倒入冰糖和米酒后密封；❸ 浸泡约7日后去纱布袋饮用。

【使用方法】口服。每日2次，每次20～25毫升。
【贮藏方法】放在干燥阴凉避光处保存。
【注意事项】孕妇、有出血倾向者慎服。

功能效用

　　山栀根皮具有清热除烦、通淋止渴的功效；蛇床子有温肾壮阳、燥湿杀虫的功效；淫羊藿具有滋阴补阳、壮阳强身的功效。此款药酒具有清热祛风、温肾壮阳的功效。主治肾虚阳痿。

酒 羊肾酒 ▼

药材配方

淫羊藿120克　　沙苑子120克　　玉米120克

羊肾2对　　仙茅120克　　桂圆肉120克　　白酒10升

制作方法

❶ 炮沙苑子，切碎羊肾，与其余捣碎药材同入纱布袋中；❷ 把纱布袋入容器，加白酒；❸ 密封浸泡约7日后拿掉纱布袋即可饮用。

【使用方法】口服。每日2～3次，每次10～15毫升。
【贮藏方法】放在干燥阴凉避光处保存。
【注意事项】阴虚火旺者慎服。

功能效用

此款药酒具有补肾壮阳、补气益血、强健筋骨的功效。主治阳痿不举、食欲不佳、腰膝酸软、精神恍惚、神倦体乏、肢麻肢颤、小腹不温、行走乏力等症。

五子螵蛸酒 ▼

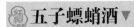

药材配方

菟丝子48克

楮实子48克

金樱子48克

覆盆子48克

枸杞子48克

桑螵蛸48克

白酒2升

制作方法

❶ 将诸药材捣碎入纱布袋中；❷ 把纱布袋入容器加白酒密封；❸ 每日摇动1次，浸泡约15日后拿掉纱布袋即可饮用。

【使用方法】口服。每日2次，每次15～30毫升。
【贮藏方法】放在干燥阴凉避光处保存。
【注意事项】不宜长期饮用，病愈即止。

功能效用

此款药酒具有补肾壮阳、填精益髓、固精缩尿、养肝明目的功效。主治阳痿不举、遗精滑精、肝肾虚损、腰膝酸软、小便频数、视物模糊、白带过多等症。

琼浆药酒 ▼

药材配方

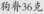

狗脊36克　　麻雀头10克　　人参18克　　佛手18克

黄精18克　　冬虫草18克　　当归18克　　淫羊藿36克

枸杞子36克　　补骨脂36克　　金樱肉36克　　怀牛膝36克

灵芝36克　　鹿茸9克　　川附片18克　　陈皮27克

桂圆9克　　白蜜1.5千克　　红曲75克　　红糖900克　　白酒15升

制作方法

❶ 将狗脊沙烫，去毛；将黄精用酒炙；

❷ 将补骨脂用盐水炮制；将淫羊藿用羊油炮制；把上述前17味药材和入白蜜一起捣碎，装入洁净纱布袋中；

❸ 把纱布袋放入合适的容器中，加入红曲、红糖和白酒后密封；

❹ 隔水煮2小时后取出放冷；

❺ 经常摇动，浸泡约 7 日后拿掉纱布袋即可饮用。

【使用方法】口服。每日 2～3 次，每次 10～15 毫升。

【贮藏方法】放在干燥阴凉避光处保存。

【注意事项】阴虚阳亢者忌服。

功能效用

鹿茸具有提高机体抗氧化能力，降低血压、减慢心律、扩张外周血管的功效。此款药酒具有补肾壮阳、益气养血的功效。主治肾阳虚衰、精血亏损、体质虚弱、气血不足、腰膝酸软、神疲乏力、精神不振、手足不温、阳痿不举、遗精早泄、宫寒不孕、妇女白带清稀量多等症。

回春酒

药材配方

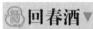

 当归60克

 地骨皮60克

 苍术60克

 生地黄30克

 杜仲30克

 天门冬30克

 红花30克

 牛膝30克

 肉苁蓉15克

 附片15克

 甘草15克

 花椒15克

 糯米粉90克

 小麦粉1千克

 蔗糖1.2千克

 木香8克

 五加皮60克

 茯苓60

 淫羊藿250克

 熟地黄30克

 丁香8克

 白酒10升

🈲 制作方法

❶ 将附片进行炮制；

❷ 把糯米粉和小麦粉混匀加水蒸熟；

❸ 把丁香和木香研成细粉；

❹ 把上述其他药材捣成粗粉；

❺ 把上述药材粉末和蒸熟的糯米粉、小麦粉一起放入干净的容器中；

❻ 倒入白酒，拌匀，静置半年以上；

❼ 加热炖至酒沸后密封，放冷静置；

❽ 10 日后加入蔗糖，充分溶解后过滤即可饮用。

【使用方法】口服。每日 2 次，每次 10 ～ 30 毫升。
【贮藏方法】放在干燥阴凉避光处保存。
【注意事项】阴虚内热、出血者慎服。

🈲 功能效用

淫羊藿具有补肾壮阳、强筋壮骨、散风祛湿的功效；当归具有抗贫血、促进血红蛋白及红细胞生成的功效；熟地黄具有补血滋润、益精填髓的功效。此款药酒具有滋阴补阳、固本培元、补气养血的功效。主治肾阳虚弱、精气清冷、阳痿不举、精血虚亏、腰膝酸软、神倦体乏、食欲不佳、病后体弱等症。

冬地酒 ▼

药材配方

 天门冬120克　 生地黄120克　 熟地黄120克　 地骨皮90克

 菟丝子120克　山药120克　牛膝120克　杜仲120克

枸杞子120克　山茱萸120克　人参120克　白茯苓120克

 木香120克　柏子仁120克　覆盆子90克　车前子90克

川椒60克　远志60克　泽泻60克　石菖蒲60克

肉苁蓉100克　巴戟天120克　五味子120克　白酒6升

制作方法·

❶ 将杜仲用姜汁炒；

❷ 把天门冬、生地黄、熟地黄、地骨皮、肉苁蓉、菟丝子、山药、牛膝、杜仲、巴戟天、枸杞子、山茱萸、人参、白茯苓、五味子、木香、柏子仁、覆盆子、车前子、石菖蒲、川椒、远志、泽泻分别捣碎，再装入洁净纱布袋中；

❸ 把装有药材的纱布袋放入合适的容器中；

❹ 将白酒倒入容器中密封；

❺ 浸泡约15日后拿掉纱布袋即可饮用。

【使用方法】口服。每日2次，每次15~30毫升。空腹饮用效果更佳。

【贮藏方法】放在干燥阴凉避光处保存。

【注意事项】咳嗽、腹泻者慎服。

功能效用·

天门冬具有润肺滋阴、生津止渴、润肠通便的功效；生地黄具有清热生津、滋阴补血的功效；肉苁蓉具有补肾阳、益精血的效果；熟地黄具有清热止渴、养血补虚的功效。此款药酒具有补肾益精、宁神定志的功效。主治肾虚精亏、中年阳痿、腰膝酸软等症。

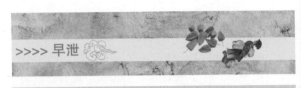

>>>> 早泄

韭子酒 ▼

药材配方

韭菜子240克

益智仁60克

白酒2升

制作方法

❶ 把韭菜子和益智仁捣碎，装入洁净纱布袋中；❷ 把装有药材的纱布袋放入合适的容器中；❸ 将白酒倒入容器中密封；❹ 每日摇动数次；❺ 浸泡约7日后拿掉纱布袋即可饮用。

【使用方法】口服。每日2次，每次10～15毫升。
【贮藏方法】放在干燥阴凉避光处保存。
【注意事项】阴虚火旺者慎服。

功能效用

韭菜子具有温补肝肾、壮阳固精的功效。此款药酒具有补肾壮阳、固气涩精、补肝益脾的功效。主治肾虚阳痿、遗精早泄、腰膝酸软等症。

锁阳苁蓉酒 ▼

药材配方

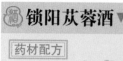

龙骨60克

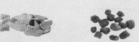

桑螵蛸80克

锁阳120克

肉苁蓉120克

白酒5升

制作方法

❶ 把上述药材捣碎，装入洁净纱布袋中；❷ 把装有药材的纱布袋放入合适的容器中，倒入白酒后密封；❸ 隔日摇动数次；❹ 浸泡约7日后拿掉纱布袋即可饮用。

【使用方法】口服。每日2次，每次10～20毫升。空腹饮用效果更佳。

【贮藏方法】放在干燥阴凉避光处保存。

【注意事项】阴虚火旺者慎服。

功能效用

锁阳具有补肾润肠的功效。此款药酒具有补肾壮阳、收敛固精的功效。主治肾虚阳痿、遗精早泄、腰膝酸软、大便溏稀等症。

蛤蚧菟丝酒▼

药材配方

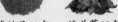

蛤蚧2对　　菟丝子60克　　淫羊藿60克

金樱子40克　沉香6克　　龙骨40克　　白酒4升

制作方法

❶ 蛤蚧去头、足，与其他捣碎药材入纱布袋再入容器，加白酒；❷ 每日摇动数次，密封浸泡约30日后拿掉纱布袋即可饮用。

【使用方法】口服。每日2次，每次15～30毫升。
【贮藏方法】放在干燥阴凉避光处保存。
【注意事项】大便燥结者慎服。

功能效用

菟丝子具有补肾益精、养肝明目、固胎止泄之功效。此款药酒具有补肾壮阳、敛汗固精的功效。主治阳痿不举、遗精早泄、腰膝酸软、自汗盗汗、精神不振等症。

沙苑莲须酒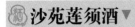

药材配方

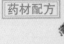 沙苑子360克　 莲子须120克

 龙骨120克　 芡实80克　 白酒6升

制作方法

❶ 把上述药材捣碎装入洁净纱布袋中；❷ 把装有药材的纱布袋放入合适的容器中；❸ 将白酒倒入容器中密封；❹ 每日摇动数次；❺ 浸泡约7日后拿掉纱布袋即可饮用。

【使用方法】口服。每日2次，每次10～20毫升。
【贮藏方法】放在干燥阴凉避光处保存。
【注意事项】①孕产妇慎服；②大便干结或腹胀者忌服。

功能效用

沙苑子具有温补肝肾、固精缩尿的功效。此款药酒具有养肝益肾、明目固精的功效。主治肝肾不足、遗精早泄、腰膝酸痛、头昏目暗等症。

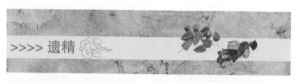

>>>> 遗精

🍶 内金酒 ▼

药材配方

鸡内金适量

白酒适量

制作方法

❶ 把鸡内金洗净；❷ 用小火把洗净的鸡内金焙30分钟左右；❸ 焙至颜色焦黄时取出鸡内金；❹ 把焙干的鸡内金研成细粉备用。

【使用方法】口服。每日清晨及临睡前各服 1 次，用3.5克鸡内金粉和 15 毫升白酒调匀后以温开水送服。

【贮藏方法】放在干燥阴凉避光处保存。

【注意事项】脾虚无积者慎服。

功能效用

鸡内金具有消食健胃、涩精止遗的功效。此款药酒具有消除积滞、健脾养胃、涩精止遗的功效。主治结核病患者遗精、食积胀满、呕吐反胃等症。

健阳酒

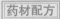药材配方

当归15克　　枸杞子15克　　黑故子15克　　白酒2升

制作方法

❶ 把上述药材捣碎，装入洁净纱布袋中；
❷ 把装有药材的纱布袋放入合适的容器中；❸ 将
白酒倒入容器中密封；❹ 隔水加热30分钟后取出
放冷；❺ 静置1日后拿掉纱布袋即可饮用。

【使用方法】口服。不拘时，视个人身体情况适量
饮用。
【贮藏方法】放在干燥阴凉避光处保存。
【注意事项】慢性腹泻者慎服。

功能效用

此款药酒具有补肾壮阳、填精益髓、养肝明
目、强筋壮骨、补血益精的功效。主治肾阳虚衰、
精血不足、遗精滑精、腰膝酸痛、头晕目眩、视力
下降等症。

首乌归地酒 ▼

【药材配方】

黑芝麻仁48克　生地黄64克

何首乌96克　当归48克　白酒2升

【制作方法】

❶把上述药材捣碎，装入洁净纱布袋中；❷把装有药材的纱布袋放入合适的容器中；❸将白酒倒入容器中；❹隔水用小火煮沸数次，取出放冷后密封；❺浸泡约7日后拿掉纱布袋即可饮用。

【使用方法】口服。每日2次，每次15～20毫升。
【贮藏方法】放在干燥阴凉避光处保存。
【注意事项】大便稀溏者忌服。

【功能效用】

此款药酒具有乌须黑发、补肝益肾、补益精血、清热生津的功效。主治精血虚亏、遗精滑精、妇女带下、腰膝酸痛、头昏目眩、体倦乏力、须发早白等。

地黄首乌酒▼

药材配方

肥生地800克　何首乌500克　糯米5千克　酒曲200克

制作方法

❶ 把肥生地和何首乌放入锅中，加水煎汁，过滤待用；❷ 把糯米用水浸后沥干，放入锅中蒸到半熟后放冷；❸ 把药汁倒入冷却后的糯米中，加入酒曲，搅拌均匀后密封；❹ 用稻草或棉花围在四周保温使其发酵，约7日后味甜即可饮用。

【使用方法】口服。每日3次，每次10～20毫升。
【贮藏方法】放在干燥阴凉避光处保存。
【注意事项】①忌食生冷、油炸食物；②忌食牛、马、猪、狗肉。

功能效用

补肾填精，滋阴养血，乌须黑发。主治精血虚亏、遗精滑精、妇女带下、阴虚骨蒸、烦热口渴、阴伤津亏、须发早白、腰膝酸痛、肌肤粗糙。

巴戟熟地酒 ▼

药材配方

巴戟天120克　　　熟地黄90克　　　甘菊花120克

制附子40克　　　川椒60克　　　枸杞子60克　　　白酒3升

制作方法

❶ 将巴戟天去心，与其余捣碎药材入纱布袋再入容器加白酒；❷ 密封浸泡约7日后拿掉纱布袋即可饮用。

【使用方法】口服。每日2次，每次10～20毫升。
【贮藏方法】放在干燥阴凉避光处保存。
【注意事项】孕妇慎服。

功能效用

此款药酒具有补肾壮阳、散寒除湿、悦颜明目的功效。主治肾阳久虚、阳痿不举、遗精早泄、腰膝酸软等症。

巴戟二子酒 ▼

药材配方

巴戟天60克　　菟丝子60克　　覆盆子60克　　米酒2升

制作方法

❶ 把巴戟天、菟丝子、覆盆子分别捣碎，再装入洁净纱布袋中；❷ 把装有药材的纱布袋放入合适的容器中；❸ 将米酒倒入容器中密封；❹ 浸泡约7日后拿掉纱布袋即可饮用。

【使用方法】口服。每日2次，每次10～15毫升。
【贮藏方法】放在干燥阴凉避光处保存。
【注意事项】阴虚火旺者忌服。

功能效用

覆盆子具有补肝益肾、固精缩尿的功效。此款药酒具有补肾壮阳、涩精缩尿的功效。主治精液异常、遗精滑精、阳痿早泄、宫冷不孕、小便频数、腰膝冷痛、须发早白等症。

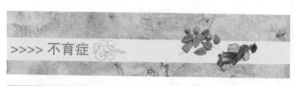

>>>> 不育症

雄蚕蛾酒 ▼

药材配方

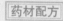

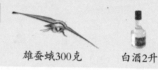

雄蚕蛾300克　　　白酒2升

制作方法

❶把雄蚕蛾进行炮制，研成细粉；❷把研成细粉的雄蚕蛾装入容器中；❸将白酒倒入容器中密封；❹饮用时摇动使其充分混匀，取药液服用。

【使用方法】口服。每日2次，每次20毫升。
【贮藏方法】放在干燥阴凉避光处保存。
【注意事项】孕产妇慎服。

功能效用

雄蚕蛾具有壮阳、止泄精、治各类疥疮的功效。此款药酒具有补益精气、壮阳助性、强阴益精的功效。主治肾虚阳痿、滑精早泄、不育症等。

生精酒 ▼

药材配方

鹿茸30克

狗鞭20克

熟地黄120克

韭菜子60克

巴戟天60克

淫羊藿60克

五味子60克

白酒5升

制作方法

❶ 把诸药材切碎入纱布袋中；❷ 把纱布袋入容器；❸ 将白酒倒入容器中密封；❹ 密封浸泡约15日后拿掉纱布袋即可饮用。

【使用方法】口服。每日3次，每次10毫升。
【贮藏方法】放在干燥阴凉避光处保存。
【注意事项】内火旺盛者慎服。

功能效用

鹿茸可恢复并促进精力及性功能；熟地黄有补血滋润、益精填髓之效；五味子功能滋肾、生津、收汗、涩精。此款药酒具有补肾壮阳、益精养血、生津敛汗的功效。主治肾虚型男性不育症。

枸杞肉酒 ▼

药材配方

枸杞子250克

龙眼肉250克

核桃仁250克

白糖250克

糯米酒500毫升

白酒7升

制作方法

❶把枸杞子、龙眼肉、核桃仁分别捣碎，再装入洁净纱布袋中；❷把装有药材的纱布袋放入合适的容器中；❸把白糖、糯米酒和白酒一起倒入容器后密封；❹浸泡约21日后拿掉纱布袋即可饮用。

【使用方法】口服。每日3次，每次15～20毫升。
【贮藏方法】放在干燥阴凉避光处保存。
【注意事项】脾虚泄泻者和感冒发热患者。

功能效用

此款药酒具有补肾健脾、助阳固精、益肝养血的功效。主治精少不育、脾肾两虚、面色萎黄、精神不振、腰膝酸软、阳痿早泄等症。

种子药酒▼

药材配方

淫羊藿500克

核桃仁240克

怀生地240克

枸杞子120克

五加皮120克

白酒4升

制作方法

❶ 把上述药材捣碎，装入洁净的纱布袋中；❷ 把装有药材的纱布袋放入合适的容器中；❸ 将白酒倒入容器中密封；❹ 隔水加热，蒸透后取出放冷；❺ 浸泡约7日后拿掉纱布袋即可饮用。

【使用方法】口服。每日2次，每次10～15毫升。
【贮藏方法】放在干燥阴凉避光处保存。
【注意事项】神经衰弱、阴虚火旺者慎服。

功能效用

枸杞子有很好的补肾功效；核桃仁有补虚强体之效；而其余药材均具有益精、补肾之效。此款药酒具有补肾助阳、益精养血的功效。主治肾精不足所致的不孕不育症。

魏国公红颜酒

药材配方

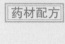

莲子40克　　　　松子仁40克

白果仁40克　　　桂圆肉40克　　　白酒2升

制作方法

❶ 将莲子去心；❷ 将莲子、松子仁、白果仁、桂圆肉切碎，装入洁净纱布袋中；❸ 把装有药材的纱布袋放入合适的容器中；❹ 加入白酒后密封；❺ 浸泡约15日后拿掉纱布袋即可饮用。

【使用方法】口服。每日2次，每次30～50毫升。
【贮藏方法】放在干燥阴凉避光处保存。
【注意事项】儿童慎服。

功能效用

此款药酒具有滋阴壮阳、益肾固精、补益心肺、养心安神的功效。主治男子不育、身体虚弱、心悸怔忡、神倦体乏等症。

二子内金酒 ▼

药材配方

益智仁200克

鸡内金200克

菟丝子400克

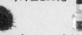
韭菜子400克

白酒3升

制作方法

❶ 把菟丝子、韭菜子、鸡内金、益智仁分别捣碎，装入洁净纱布袋中；❷ 把装有药材的纱布袋放入合适的容器中；❸ 加入白酒后密封；❹ 浸泡约7日后拿掉纱布袋即可饮用。

【使用方法】口服。每日2次，每次15～30毫升。
【贮藏方法】放在干燥阴凉避光处保存。
【注意事项】大便燥结者慎服。

功能效用

菟丝子具有补肾益精、养肝明目的功效；韭菜子具有温补肝肾、壮阳固精的功效。此款药酒具有补肾壮阳、固精止遗的功效。主治早泄不育、遗精盗汗等症。

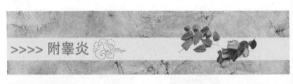

>>>> 附睾炎

明矾酒 ▼

药材配方

明矾1块

白酒适量

制作方法

❶ 把明矾装进干净的碗中；❷ 将白酒倒入碗中，与明矾混匀；❸ 将明矾在酒中研磨5分钟左右；❹ 明矾在酒中彻底浸化即可取用。

【使用方法】外用。用手指蘸取明矾酒，揉按患者脐部约15分钟。也可同时口服5～10毫升。

【贮藏方法】放在干燥阴凉避光处保存。

【注意事项】最好选用透明的明矾。

功能效用

明矾具有消毒杀虫、祛湿止痒、止血止泻、清热消痰的功效。此款药酒具有收敛利尿、杀虫解毒、清热燥湿的功效。主治小便不利、大便痢疾。

香楝酒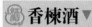

药材配方

南木香15克

大茴香15克

小茴香15克

川楝子15克　连须葱白5根

白酒100毫升

制作方法

❶ 把南木香、大茴香、小茴香、川楝子一起放入锅中炒香；❷ 放入葱白，加水一碗一起煎煮；❸ 煮至水剩半碗时取出去渣，加入白酒混匀；❹ 放入1勺食盐（约10克），充分溶解后即可饮用。

【使用方法】口服。趁热空腹1次服完或2次分服。
【贮藏方法】放在干燥阴凉避光处保存。
【注意事项】孕妇慎服。

功能效用

南木香具有理气止痛、祛风活血的功效。此款药酒具有理气止痛、疏肝泻火、祛风活血的功效。主治单侧睾丸肿大、疝气疼痛、风湿骨痛、脘腹胀痛等症。

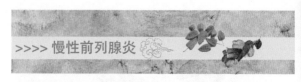

>>>> 慢性前列腺炎

小茴香酒 ▼

【药材配方】

小茴香200克

黄酒2升

制作方法

❶ 把小茴香研成粗粉，放入合适的容器中；
❷ 把黄酒上火煮沸；❸ 用煮沸的黄酒冲泡小茴香粉；❹ 放置一边冷却15分钟后过滤即可饮用。

【使用方法】口服。每日2次，每次30～50毫升。
【贮藏方法】放在干燥阴凉避光处保存。
【注意事项】小茴香应炒黄。

功能效用

小茴香具有开胃消食、理气散寒、助阳的功效。此款药酒具有温中理气、散寒止痛的功效。主治白浊、脘腹胀痛、经寒腹痛。

荠菜酒 ▼

药材配方

荠菜1千克　　　　萆薢200克　　　　黄酒2升

制作方法

❶ 把荠菜和萆薢切碎，装入洁净的纱布袋中；❷ 把装有药材的纱布袋放入合适的容器中；❸ 将黄酒倒入容器中；❹ 隔水煮沸后取出放冷，密封；❺ 浸泡1日后拿掉纱布袋过滤即可饮用。

【使用方法】口服。每日2次，每次30～50毫升。
【贮藏方法】放在干燥阴凉避光处保存。
【注意事项】儿童慎服。

功能效用

荠菜具有维持人体机能新陈代谢、明目、通便的功效；萆薢能够祛风、利湿。此款药酒具有清热利尿、利湿去浊的功效。主治白浊、膏淋、小便痢疾、风湿痹痛等症。

仙茅益智仁酒 ▼

药材配方

仙茅60克　　益智仁40克　　山药60克　　白酒2升

制作方法

❶ 把仙茅、益智仁、山药捣碎，再装入洁净纱布袋中；❷ 把装有药材的纱布袋放入合适的容器中；❸ 加入白酒后密封；❹ 每日摇动1次，浸泡约15日后拿掉纱布袋即可饮用。

【使用方法】口服。每日2～3次，每次10～30毫升。

【贮藏方法】放在干燥阴凉避光处保存。

【注意事项】阴虚火旺者慎服。

功能效用

益智仁有温脾、暖肾、固气、涩精的作用；仙茅具有补肾壮阳、强筋健骨、散寒祛湿的功效。此款药酒具有补肾固精、缩尿止遗的功效。主治肾虚遗尿、腰膝冷痛、畏寒怕冷等症。

102

二山芡实酒

药材配方

山药150克

山茱萸150克

芡实150克

熟地黄150克

莲子100克

菟丝子200克

白酒3升

制作方法

❶ 把山药、山茱萸、芡实、熟地黄、莲子、菟丝子切碎，放入纱布袋再入容器；❷ 加白酒，密封浸泡约7日后拿掉纱布袋即可饮用。

【使用方法】口服。每日2～3次，每次20～30毫升。

【贮藏方法】放在干燥阴凉避光处保存。

【注意事项】脾虚火旺及大便燥结者慎服。

功能效用

山药具有补脾益肺、补肾涩精的功效。此款药酒具有补肾益精、收敛固涩的功效。主治慢性前列腺炎、尿频、白浊等。

山枝根酒 ▼

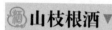

药材配方

山枝根皮100克　　白酒1升

制作方法

❶把山枝根皮切碎，装入洁净纱布袋中；❷把装有山枝根皮的纱布袋放入合适的容器中；❸加入白酒后密封；❹浸泡约7日后拿掉纱布袋，过滤后即可饮用。

【使用方法】口服。每日2次，每次30毫升。
【贮藏方法】放在干燥阴凉避光处保存。
【注意事项】儿童慎服。

功能效用

山枝根皮具有养血通淋的功效。此款药酒具有养肺益肾、祛风除湿、活血通络的功效。主治前列腺炎、虚劳咳喘、风湿性关节疼痛、遗精早泄等症。

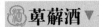 萆薢酒 ▼

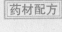 药材配方

车前子500克　　　　芡实360克

萆薢100克　　　龙胆草500克　　　黄酒5升

制作方法

❶ 把萆薢、龙胆草、芡实、车前子捣碎，装入洁净纱布袋中；❷ 把装有药材的纱布袋放入合适的容器中，倒入黄酒；❸ 隔水煮沸后取出放冷，密封；❹ 浸泡1日后拿掉纱布袋即可饮用。

【使用方法】口服。每日2次，每次40～50毫升。
【贮藏方法】放在干燥阴凉避光处保存。
【注意事项】内无湿热者慎服。

功能效用

萆薢具有利湿去浊、祛风通痹的功效；龙胆草具有清热燥湿、息风止痛的功效。此款药酒具有清热利湿、补肾益精、收敛固涩的功效。主治急性前列腺炎、小便不利。

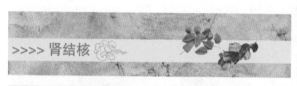

>>>> 肾结核

🍶 马齿苋酒 ▼

药材配方

马齿苋600克　　　　黄酒5升

制作方法

❶ 把马齿苋洗净捣烂,放入合适的容器中;
❷ 把黄酒倒入容器后密封;❸ 浸泡1日后,过滤去渣即可。

【使用方法】口服。每日3次,每次饭前服10～30毫升。

【贮藏方法】放在干燥阴凉避光处保存。

【注意事项】孕妇及脾胃虚寒者慎服。

功能效用

清热凉血,温肾补虚,利水祛湿,消炎止痛。主治肾结核、产后虚汗、产后子宫出血等症。

肉桂鸡肝酒 ▼

药材配方

肉桂120克　　　雄鸡肝240克　　　白酒3升

制作方法

❶ 把上述药材切碎，装入洁净的纱布袋中；❷ 把装有药材的纱布袋放入合适的容器中；❸ 加入白酒后密封；❹ 经常摇动，浸泡约7日后拿掉纱布袋即可饮用。

【使用方法】口服。每晚临睡前服用，每次15～25毫升，同时送服药粉3～5克。

【贮藏方法】放在干燥阴凉避光处保存。

【注意事项】药材残渣可晒干研成细粉，以药酒送服。

功能效用

肉桂具有发汗止痛、温通经脉的功效。此款药酒具有补肝益肾、健脾暖胃、固精止遗的功效。主治肾虚遗尿、肾结核、阳痿遗精、夜多小便等症。

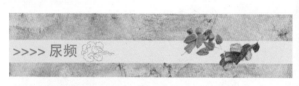

>>>> 尿频

🍶 尿频药酒 ▼

药材配方

蛤蚧1对　　　　　38度白酒800毫升

😊 制作方法

❶ 将蛤蚧去掉头、足、鳞片，放入容器中；
❷ 将白酒倒入容器中；❸ 密封浸泡14天，每天时
常摇动；❹ 过滤去渣后，取药液服用。

【使用方法】口服。每日2次，每次10～20毫升。
【贮藏方法】放在干燥阴凉避光处保存。
【注意事项】阴虚火旺体质、风寒感冒、咳嗽气喘、
大叶性肺炎者忌服。

😊 功能效用

此款药酒具有清热利湿、补肾壮阳、固精缩尿
的功效。主治老年人肾阳虚所致尿频、尿不净等症。

茱萸益智酒 ▼

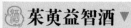

药材配方

吴茱萸60克　　　益智仁100克　　　肉桂40克　　　白酒1升

制作方法

❶ 把吴茱萸、益智仁、肉桂切片，装入洁净纱布袋中；❷ 把装有药材的纱布袋放入合适的容器中；❸ 加入白酒后密封；❹ 浸泡约7日后拿掉纱布袋即可饮用。

【使用方法】口服。每日2～3次，每次15～30毫升。
【贮藏方法】放在干燥阴凉避光处保存。
【注意事项】可同时把装有药材的纱布袋包扎固定敷在脐部。

功能效用

吴茱萸具有祛寒止痛、降逆止呕、助阳止泻的功效；益智仁具有温肾、固精、缩尿的作用。此款药酒具有温肾固摄、散热止痛、固精缩尿的功效。主治小便频数、遗精遗尿。

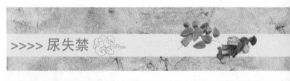

>>>> 尿失禁

🍶 龙虱酒 ▼

药材配方

龙虱80克

白酒2升

制作方法

❶ 把龙虱捣碎，放入合适的容器中；❷ 把白酒倒入容器中，加盖；❸ 放在小火上煮沸后取出放冷；❹ 浸泡约21日后拿掉纱布袋即可饮用。

【使用方法】口服。每晚临睡前服用，每次 10 ~ 20 毫升。

【贮藏方法】放在干燥阴凉避光处保存。

【注意事项】儿童慎服。

功能效用

此款药酒具有补肾助阳、活血固精的功效。主治肾虚遗尿、夜多小便。

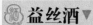 益丝酒▼

药材配方

益智仁200克

菟丝子200克

白酒2升

制作方法

❶ 把益智仁、菟丝子捣碎，装入洁净纱布袋中；❷ 把装有药材的纱布袋放入合适的容器中；❸ 加入白酒后密封；❹ 每日摇动1次，浸泡约7日后拿掉纱布袋即可饮用。

【使用方法】口服。每日2次，每次15～30毫升。
【贮藏方法】放在干燥阴凉避光处保存。
【注意事项】孕妇慎服。

功能效用

益智仁具有温肾固精、缩尿温脾、开胃清痰的功效；菟丝子具有补肾益精、健脾的功效。此款药酒具有缩尿止遗、补肾助阳、固气涩精的功效。主治肾虚遗尿、阳痿遗精等症。

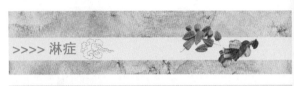

>>>> 淋症

㊝ 猕猴桃酒 ▼

药材配方

猕猴桃750克

白酒3升

【制作方法】

❶ 把猕猴桃去皮捣碎；❷ 把捣碎后的猕猴桃放入合适的容器中；❸ 加入白酒后密封；❹ 每日摇动1次，浸泡约30日后过滤去渣即可饮用。

【使用方法】口服。每日2次，每次10~15毫升。
【贮藏方法】放在干燥阴凉避光处保存。
【注意事项】空腹饮用效果更佳。

【功能效用】

此款药酒具有清热止渴、生津润燥、和胃降逆、利尿通淋的功效。主治热病烦渴、尿道结石、小便淋涩、黄疸、反胃呕吐、食欲不佳等。

🍶 车前草酒 ▼

药材配方

鲜车前草30克　　陈皮适量　　白糖适量　　黄酒100毫升

制作方法

❶ 把鲜车前草洗净；❷ 把洗净后的鲜车前草切碎；❸ 把切碎的鲜车前草和陈皮一起放入砂锅中；❹ 倒入黄酒煮沸，可根据个人习惯放入白糖。过滤去渣，即可取药液饮用。

【使用方法】口服。每日1剂，分2次服完。
【贮藏方法】放在干燥阴凉避光处保存。
【注意事项】湿热毒甚至可以加龙胆草15克一起煎煮。

功能效用

鲜车前草具有清热利尿、祛湿止泻、明目祛痰的功效；陈皮具有理气健脾、燥湿化痰的功效。此款药酒具有清热利尿、利湿消胀的功效。主治热淋、小便不利、小腹胀满等症。

地榆木通酒▼

药材配方

生地榆200克

木通120克

车前子120克

白茅根200克

低度白酒2升

制作方法

❶把生地榆、木通、白茅根、车前子切碎，装入洁净纱布袋中；❷把装有药材的纱布袋放入合适的容器中；❸加入白酒后密封；❹隔水煮30分钟，浸泡2日后拿掉纱布袋即可饮用。

【使用方法】口服。每日3次，每次15～30毫升。
【贮藏方法】放在干燥阴凉避光处保存。
【注意事项】忌食油腻、油炸、辛辣食物。

功能效用

此款药酒具有凉血止血，清热敛疮，利尿通淋的功效。主治血淋、热淋、尿血、便血、水肿、胸中烦热、口舌生疮等症。

核桃仁酒 ▼

药材配方

核桃仁200克

鸡内金100克

芝麻油100毫升

滑石100克

冰糖120克

白酒1升

制作方法

❶ 把核桃仁和鸡内金放入芝麻油中炸酥后研成细粉；❷ 把药粉、炸过的芝麻油、滑石、冰糖一并放入合适的容器中；❸ 加入白酒后密封；❹ 浸泡约7日后即可饮用。

【使用方法】口服。每日2～3次，每次15～30毫升。
【贮藏方法】放在干燥阴凉避光处保存。
【注意事项】空腹饮用效果更佳。

功能效用

核桃仁具有补肾温肺、润肠通便的功效。此款药酒具有清热利湿、排石通淋、润肠止泻的功效，对淋症亦有一定的辅助治疗效果。

酒 三仙酒 ▼

药材配方

蜂蜜30克　　锁阳15克　　桑葚30克　　白酒500毫升

制作方法

❶ 将桑葚、锁阳分别捣烂，放入合适的容器中；❷ 将白酒倒入容器中，与诸药材充分混合；❸ 将容器中的药酒密封浸泡5天后取出，过滤去渣；❹ 将蜂蜜炼过，倒入药酒中拌匀后，取药液服用。

【使用方法】空腹温服。每日 2 次，每次 10 毫升。
【贮藏方法】放在干燥阴凉避光处保存。
【注意事项】无病者常服，颇有延年益寿之功效。

功能效用

桑葚具有补肝养肾、滋阴润脏的功效；锁阳具有滋阴润燥的功效。此款药酒具有补肾养肝、养精润燥、利尿通淋的功效，适用于淋症、大便秘结、腰酸体倦等症。

🍶 金钱草酒 ▼

药材配方

金钱草100克   海金沙30克   黄酒500毫升

制作方法

❶ 把金钱草和海金沙洗净切碎；❷ 把切碎的金钱草和海金沙放入砂锅中；❸ 倒入黄酒，用小火煎煮；❹ 煎煮至黄酒总量为400毫升，过滤去渣即可饮用。

【使用方法】口服。每日1剂，分3次服完。
【贮藏方法】放在干燥阴凉避光处保存。
【注意事项】儿童慎服。

功能效用

金钱草具有利水通淋、清热解毒、散瘀消肿的功效；海金沙善清小肠、膀胱湿热，尤其善于止尿道疼痛。二者共制成的药酒具有清热利湿、消肿解毒、利胆利尿、排石通淋的功效。主治石淋、热淋、湿热黄疸等症。

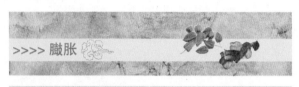

>>>> 臌胀

薏仁芡实酒 ▼

药材配方

薏苡仁50克

芡实50克

白酒1升

制作方法

❶ 把薏苡仁、芡实洗净捣碎，装入洁净纱布袋中；❷ 把装有药材的纱布袋放入合适的容器中；❸ 加入白酒后密封；❹ 经常摇动，浸泡约15日后拿掉纱布袋即可饮用。

【使用方法】口服。每日2次，每次10～15毫升。
【贮藏方法】放在干燥阴凉避光处保存。
【注意事项】脾虚无湿，大便燥结及孕妇慎服。

功能效用

此款药酒具有健脾利湿、除痹止泻的功效。主治小便不利、水肿、肌肉酸重、关节疼痛等。

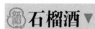石榴酒▼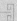

药材配方

酸石榴3个

甜石榴3个

苍耳子15克

党参15克

苦参15克

丹参15克

羌活15克

白酒1.5升

制作方法

❶ 将酸石榴、甜石榴连皮捣烂，与其余捣碎药材同入容器中；❷ 加入白酒密封浸泡，春夏5天，秋冬10天，取药液服用。

【使用方法】口服。每日3次，每次10毫升。饭前温服。

【贮藏方法】放在干燥阴凉避光处保存。

【注意事项】可饮时加酒，味薄即止。

功能效用

苍耳子具有散风祛湿、通窍止痛的功效。此款药酒具有散风除胀、清热消肿的功效，适用于臌胀、头面热毒、生疮等症。

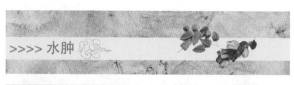

>>>> 水肿

皂荚酒▼

药材配方

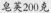

皂荚200克　　　白酒1升

制作方法

❶ 把皂荚去皮炙黄；❷ 把去皮炙黄后的皂荚捣碎放入砂锅中；❸ 加入白酒浸透，煎煮至沸腾后取出放冷；❹ 浸泡约2日后过滤去渣即可饮用。

【使用方法】口服。每日3次，每次30毫升。
【贮藏方法】放在干燥阴凉避光处保存。
【注意事项】孕妇、体虚及有出血倾向者慎服。

功能效用

皂荚具有清热利湿、消肿通淋、利便清热的功效。此款药酒具有清热利湿、利水消肿的功效。主治水肿胀满、小便赤涩。

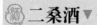

二桑酒 ▼

药材配方

桑白皮100克

桑葚250克

糯米5千克

酒曲适量

制作方法

❶ 把桑白皮切碎放入砂锅中，加水10升煎煮至5升；❷ 把桑葚放进砂锅中同煮至总量为3.5升，过滤去渣取汁；❸ 把糯米蒸熟放冷，倒入药汁；❹ 加入酒曲，搅拌均匀，酒熟后即可饮用。

【使用方法】口服。每日2～3次，每次30～50毫升。
【贮藏方法】放在干燥阴凉避光处保存。
【注意事项】孕妇慎服。

功能效用

桑白皮具有润肺平喘、利水消肿的功效，具有较好的利尿、消炎、抗菌作用，桑葚能够滋阴补血、生津润燥。此款药酒具有补虚泻实、生津润燥、利水消肿的功效。主治肝肾阴亏所致的水肿、眩晕耳鸣、小便不利等症。

菟丝芫花酒 ▼

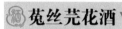

药材配方

芫花125克　　菟丝子125克　　白酒1.5升

制作方法

① 把芫花和菟丝子捣碎，装入洁净的纱布袋中；② 把装有药材的纱布袋放入合适的容器中；③ 加入白酒后密封；④ 浸泡约7日后拿掉纱布袋即可饮用。

【使用方法】口服。每日2次，每次20毫升。

【贮藏方法】放在干燥阴凉避光处保存。

【注意事项】①儿童慎服；②阴虚火旺、大便燥结者忌服。

功能效用

芫花具有消肿解毒、活血止痛的功效；菟丝子具有补肾益精、养肝明目的功效。此款药酒具有补肝益肾、利水消肿的功效。主治肾虚水肿、头面遍身皆肿等症。

黑豆浸酒 ▼

药材配方

黑豆1千克　　牛蒡子1千克　　大麻仁2千克

苍耳子250克　白花蛇250克　五加皮250克　白酒15升

制作方法

❶ 将黑豆炒黑、苍耳子炒至微黄、白花蛇炙微黄；❷ 把诸药材捣碎入纱布袋再入容器，加白酒，密封浸泡约7日后拿掉纱布袋即可饮用。

【使用方法】口服。每日3次，每次饭前温饮15～30毫升。

【贮藏方法】放在干燥阴凉避光处保存。

【注意事项】牛蒡子应酥炒至微黄；大麻仁应蒸熟。

功能效用

黑豆具有补肾益脾、降胆固醇、美容养颜的功效。此款药酒具有祛风除湿、润燥滑肠、宣肺通窍、消肿止痛的功效。主治风肿。

独活姜附酒 ▼

【药材配方】

独活600克　制附子60克　干姜200克　白酒3升

【制作方法】

❶把独活、制附子、干姜捣碎，装入洁净纱布袋中；❷把装有药材的纱布袋放入合适的容器中；❸加入白酒后密封；❹浸泡约7日后拿掉纱布袋即可饮用。

【使用方法】口服。每日1～2次，每次10～20毫升。
【贮藏方法】放在干燥阴凉避光处保存。
【注意事项】①关节或局部水肿者忌服；②阴虚血燥者慎用。

【功能效用】

此款药酒具有祛风除湿、补火助阳、温中散寒、消肿止痛的功效。主治阴寒水肿、风寒湿痹、脚气水肿、腰膝疼痛、心腹冷痛、寒饮喘咳、腰脊风寒等症。

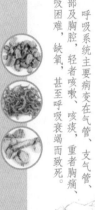

第四章

防治呼吸系统疾病的药酒

呼吸系统主要病变在气管、支气管、肺部及胸腔，轻者咳嗽、咳痰，重者胸痛、呼吸困难，缺氧，甚至呼吸衰竭而致死。

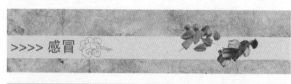

>>>> 感冒

🍶 肉桂酒 ▼ —————————————

【药材配方】

肉桂10克

白酒40毫升

【制作方法】

❶ 把肉桂研成细粉放入合适的容器中；❷ 加入白酒后密封；❸ 浸泡2日后即可饮用；❹ 肉桂粉也可直接用温酒调服。

【使用方法】口服。每日1剂，分1次或2次温服。
【贮藏方法】放在干燥阴凉避光处保存。
【注意事项】风热感冒者忌服。

【功能效用】

肉桂具有止痛助阳、发汗解肌、温通经脉的功效。此款药酒具有温中补阳、解表散寒、通脉止痛的功效。主治风寒感冒、阳虚外感、痛瘀。

葱姜盐酒▼

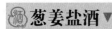

药材配方

鲜葱头60克　　生姜60克　　食用盐100克　　白酒100克

制作方法

❶ 把鲜葱头和生姜洗净；❷ 把洗净的鲜葱头、生姜和食用盐一起捣烂成泥状；❸ 加入白酒搅拌调匀；❹ 用纱布把调匀的药材包好即可使用。

【使用方法】外用。每日涂擦 1 次，每次 20 分钟。
【贮藏方法】放在干燥阴凉避光处保存。
【注意事项】用药包涂擦前胸、背部、手足心、腋窝及肘窝，擦至局部发红为止，擦完让患者卧床休息。

功能效用

鲜葱头具有健胃宽中、理气进食的功效；生姜具有和胃止呕、发汗解表的功效。此款药酒具有辛温解表、驱寒散邪的功效。适用于风寒感冒、恶寒发热等症的治疗。

荆芥豉酒 ▼

药材配方

荆芥40克　　　　豆豉500克　　　　黄酒2升

制作方法

❶ 把荆芥和豆豉洗净晾干；❷ 把晾干的荆芥和豆豉放入砂锅中；❸ 加入黄酒，煎煮至沸腾5～7次；❹ 取出过滤去渣后即可饮用。

【使用方法】口服。视个人身体情况适量服用。
【贮藏方法】放在干燥阴凉避光处保存。
【注意事项】最好温饮。

功能效用

荆芥是发汗、解热药，能镇痰、祛风、凉血，具有祛风解表、宣毒透疹、理血止痉的功效；豆豉味苦、性寒，有疏风、解表、清热、除湿、祛烦、宣郁、解毒的功效。此款药酒具有辛温解表、驱寒散邪、祛风除烦的功效。主治外感风寒、发热无汗、寒热头痛、鼻塞喷嚏、腹痛吐泻、心中烦躁、舌苔薄白等症。

葱白荆芥酒 ▼

药材配方

葱白30克　　淡豆豉15克　　荆芥6克　　黄酒200毫升

制作方法

❶ 把葱白、淡豆豉、荆芥分别捣碎,再放入砂锅中;❷ 加入黄酒和200毫升清水;❸ 用小火煎煮10分钟;❹ 取出过滤去渣后趁热饮用。

【使用方法】口服。每日2～3次,每次20～30毫升。

【贮藏方法】放在干燥阴凉避光处保存。

【注意事项】表虚多汗者忌服。

功能效用

荆芥味辛微苦、性微温,对感冒寒热,头痛,咳嗽均有较好的疗效;豆豉有发汗解表、宽中除烦之效;葱白具有发表通阳、杀虫消毒的功效。此款药酒具有辛温解表、疏风散寒的功效。主治外感风寒、发热头痛、腹痛吐泻、虚烦无汗等症。

姜蒜柠檬酒 ▼

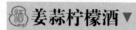

药材配方

蜂蜜200克

柠檬15枚

生姜300克　　大蒜500克

白酒3升

制作方法

❶ 把大蒜放入锅中蒸5分钟，柠檬洗净去皮；❷ 把蒸过的大蒜、去皮后的柠檬和生姜一起切成薄片放入容器中；❸ 加入蜂蜜和白酒后密封；❹ 浸泡约90日后过滤去渣即可饮用。

【使用方法】口服。每日2次，每次15毫升。
【贮藏方法】放在干燥阴凉避光处保存。
【注意事项】大蒜一定要去皮洗净。

功能效用

生姜具有和胃止呕、发汗解表的功效；大蒜具有消毒杀虫、消肿止泻的功效。此款药酒具有发汗解表、祛风散寒、温中健胃的功效。主治风寒感冒、鼻塞头痛。

🍶 葱须豆豉酒 ▼

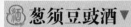

药材配方

葱须30克　　　　豆豉15克　　　　黄酒50毫升

制作方法

❶ 把豆豉放入砂锅中；❷ 加入清水100毫升，煎煮10分钟；❸ 把葱须洗净放入砂锅中，继续煎煮5分钟；❹ 加入黄酒混匀即可饮用。

【使用方法】口服。每日1剂，分两次服完。
【贮藏方法】放在干燥阴凉避光处保存。
【注意事项】葱须最好切碎。

功能效用

葱须味辛、性平，归肺经，具有疏风散寒、解毒的功效；豆豉具有和胃、除烦、祛寒的功效，对外感伤寒热病、寒热、头痛、烦躁等症均有一定的疗效。此二者共同炮制成药酒，具有疏风散寒、解肌发汗、清热除烦的功效。主治风寒感冒、伤寒头痛、怕冷发热、鼻塞喷嚏、腹痛吐泻、心中烦躁等症。

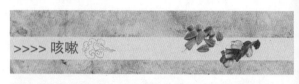

>>>> 咳嗽

紫苏子酒▼

药材配方

紫苏子24克

黄酒1升

制作方法

❶ 把紫苏子放入锅中微炒；❷ 把炒过的紫苏子放入合适的容器中；❸ 加入黄酒后密封；❹ 浸泡约7日后，过滤去渣，即可取药液饮用。

【使用方法】口服。每日2次，每次10毫升。

【贮藏方法】放在干燥阴凉避光处保存。

【注意事项】肺虚咳喘、脾虚滑泄者忌服。

功能效用

此款药酒具有降逆消痰、止咳平喘、润肺宽肠的功效。主治风寒感冒、痰壅气滞、胸闷气短、肺气上逆所致的慢性气管炎、喘息性支气管炎。

葶苈酒▼

药材配方

葶苈子200克　　　白酒1升

制作方法

❶ 把葶苈子捣碎，装入洁净纱布袋中；❷ 把装有葶苈子的纱布袋放入合适的容器中；❸ 加入白酒后密封；❹ 浸泡约3日后拿掉纱布袋即可饮用。

【使用方法】口服。每日2次，每次20毫升。
【贮藏方法】放在干燥阴凉避光处保存。
【注意事项】①肺虚咳喘者忌服；②脾虚肿满者忌服。

功能效用

葶苈子具有温肺理气、散结通络的功效。此款药酒具有祛痰平喘、利水消肿、泻肺降气的功效。主治咳嗽气喘、痰多、胸胁痞满、肺痈、水肿、胸腹积水、小便不利等症。

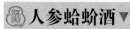 人参蛤蚧酒 ▼

药材配方

人参1支　　　　蛤蚧1对　　　白酒1升

制作方法

❶ 把人参、蛤蚧焙干捣碎，装入洁净纱布袋中；❷ 把装有药材的纱布袋放入合适的容器中；❸ 加入白酒后密封；❹ 经常摇动，浸泡约7日后拿掉纱布袋即可饮用。

【使用方法】口服。每日2次，每次空腹服20～30毫升。

【贮藏方法】放在干燥阴凉避光处保存。

【注意事项】儿童慎服。

功能效用

人参具有大补元气的功效。此款药酒具有补肺益肾、定喘止咳、益气生津的功效。主治肺肾气虚、咳嗽气喘、神倦体乏、言语无力、心烦不安等症。

桑黄酒 ▼

药材配方

桑白皮250克　　　吴茱萸根皮150克　　　黄酒1.5升

制作方法

❶ 把桑白皮和吴茱萸根皮切碎；❷ 把切碎的药材放入砂锅中；❸ 加入黄酒，煎煮至总量为500毫升；❹ 取出过滤去渣后即可饮用。

【使用方法】口服。每日1次，每次空腹服100毫升。
【贮藏方法】放在干燥阴凉避光处保存。
【注意事项】肺寒咳嗽、咳喘者忌服。

功能效用

桑白皮是桑科植物桑的根皮，其性寒味甘，入肺经，具有泻肺平喘、利水消肿的作用，与吴茱萸根皮一起炮制成药酒，具有泻肺平喘、利水消肿、散热止痛的功效。主治肺热咳喘、风寒头痛、痰多而黄、面目水肿、小便不利、身热口渴等症。

135

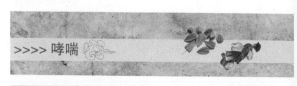

>>>> 哮喘

小叶杜鹃酒 ▼

药材配方

小叶杜鹃400克

白酒2升

制作方法

❶ 把小叶杜鹃洗净切碎，放入洁净纱布袋中；❷ 把装有小叶杜鹃的纱布袋放入合适的容器中；❸ 加入白酒后密封；❹ 浸泡约7日后拿掉纱布袋即可饮用。

【使用方法】口服。每日2次，每次20毫升。
【贮藏方法】放在干燥阴凉避光处保存。
【注意事项】浸泡过程中每日摇动药酒数次。

功能效用

此款药酒具有祛痰平喘、解表止咳、暖胃止痛的功效。主治哮喘、慢性气管炎、咳喘多痰。

紫苏陈皮酒 ▼

药材配方

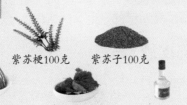

紫苏梗100克　　紫苏子100克

陈皮125克　　紫苏叶100克　　白酒3升

制作方法

❶ 把陈皮、紫苏叶、紫苏子、紫苏梗捣碎，装入洁净纱布袋中；❷ 把装有药材的纱布袋放入合适的容器中；❸ 加入白酒后密封；❹ 浸泡约7日后拿掉纱布袋即可饮用。

【使用方法】口服。每日2次，每次温饮30毫升。
【贮藏方法】放在干燥阴凉避光处保存。
【注意事项】痰热咳喘者忌服。

功能效用

陈皮具有理气健脾、燥湿化痰的功效。此款药酒具有理气定喘、散寒祛湿、降逆消痰的功效。主治气逆咳喘、胸腹胀满、痰壅气滞等症。

137

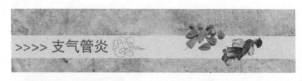

>>>> 支气管炎

🍶 陈皮酒 ▼

【药材配方】

陈皮500克　　　白酒5升

🍲 制作方法

❶ 把陈皮洗净晾干后撕碎；❷ 把撕碎的陈皮放入合适的容器中；❸ 加入白酒后密封；❹ 浸泡约7日后拿掉纱布袋即可饮用。

【使用方法】口服。每日3次，每次20～30毫升。
【贮藏方法】放在干燥阴凉避光处保存。
【注意事项】阴虚燥咳者慎服。

🍲 功能效用

陈皮具有理气健脾、燥湿化痰的功效。此款药酒具有理气止咳、燥湿化痰的功效。主治风寒咳嗽、痰多清稀、脾胃气滞等症。

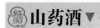 山药酒 ▼

药材配方

山药700克　　　蜂蜜适量　　　黄酒4升

制作方法

❶ 把山药洗净，去皮切片；❷ 把1升黄酒倒入砂锅内煮沸，放入山药；❸ 煮沸后将剩下的黄酒慢慢倒进砂锅；❹ 煮至山药熟透，过滤取汁，加入蜂蜜混匀即可饮用。

【使用方法】口服。不拘时，视个人身体情况适量饮用。
【贮藏方法】放在干燥阴凉避光处保存。
【注意事项】外感咳嗽者忌服。

功能效用

山药具有补脾养胃、生津益肺的功效；蜂蜜具有抗菌消炎、促进组织再生的功效，同时还有润肺止咳的作用。此款药酒具有补脾养胃、益气生津的功效。主治肺虚喘咳、痰湿咳嗽、脾虚食少、泄泻便溏、虚热消渴、小便频数等症。

雪梨酒 ▼

药材配方

雪梨2千克　　　　白酒4升

制作方法

❶ 把雪梨洗净切成小块；❷ 把切好的雪梨放入合适的容器中；❸ 加入白酒后密封；❹ 每3天搅拌1次，浸泡约7日后即可饮用。

【使用方法】口服。不拘时，视个人身体情况适量饮用。

【贮藏方法】放在干燥阴凉避光处保存。

【注意事项】脾胃虚寒、血虚者忌服。

功能效用

雪梨具有生津润燥、清热化痰的功效，对急性气管炎和上呼吸道感染的患者出现的咽喉干、痒、痛、痰稠均有疗效。此款药酒具有清热生津、润肺清燥、止咳化痰的功效。主治热病口渴、咽喉干痒、大便干结、痰热痰稠、风热咳嗽等症。

灵芝酊 ▼

药材配方

灵芝20克　　　白酒适量

制作方法

❶把灵芝洗净切碎；❷把切碎的灵芝放入合适的容器中；❸加入白酒后密封；❹浸泡约15日后即可饮用。

【使用方法】口服。每日2～3次，每次10～15毫升。

【贮藏方法】放在干燥阴凉避光处保存。

【注意事项】空腹饮用效果更佳。

功能效用

灵芝药性甘、平，中华传统医学长期以来一直将其视为滋补强身、固本扶正的珍贵中草药。灵芝对呼吸系统有很好的祛痰作用，用其炮制成药酒，具有补气安神、止咳平喘的功效。主治慢性气管炎、虚劳咳嗽、神经衰弱、气喘、失眠惊悸、心神不宁等。多适用于肺阴虚型咳嗽的治疗。

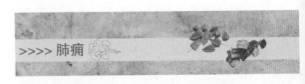

>>>> 肺痈

金荞麦酒▼

药材配方

金荞麦200克

黄酒1升

制作方法

❶ 取金荞麦的根茎，切碎；❷ 把切碎的金荞麦根茎放入砂锅中；❸ 加入黄酒，隔水煮3小时；❹ 取出过滤去渣即可饮用。

【使用方法】口服。每日3次，每次40毫升。
【贮藏方法】放在干燥阴凉避光处保存。
【注意事项】儿童慎服。

功能效用

此款药酒具有清热解毒、活血排脓、祛风除湿的功效。主治肺痈、疮毒、蛇虫咬伤、肺热咳喘、咽喉肿痛等症。

腥银酒 ▼

药材配方

鱼腥草24克

金银花8克

冬瓜仁10克

桔梗5克

甘草4克

桃仁4克

黄酒2升

制作方法

❶ 把诸药材切碎入砂锅，加1升清水用小火煎煮至半；❷ 加入黄酒继续煮沸后放冷；❸ 密封浸泡3日后过滤去渣即可饮用。

【使用方法】口服。每日3次，每次50～100毫升。
【贮藏方法】放在干燥阴凉避光处保存。
【注意事项】忌食鱼、虾、鸡及辛辣食物。

功能效用

鱼腥草有清热、解毒利尿、消肿的作用；冬瓜仁具有清肺排脓、利湿止痛的功效。此款药酒具有清热解毒、清肺化痰、排脓消痈的功效。主治肺痈、痰热喘咳、痈肿疮毒。

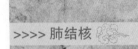

>>>> 肺结核

冬虫夏草酒 ▼

【药材配方】

冬虫夏草15克

白酒500毫升

【制作方法】

❶ 将冬虫夏草研细,放入容器中;❷ 将白酒倒入容器中;❸ 密封浸泡3天;❹ 过滤去渣后,取药液服用。

【使用方法】口服。每日2次,每次20毫升。
【贮藏方法】放在干燥阴凉避光处保存。
【注意事项】感冒发烧者忌服。

【功能效用】

冬虫夏草具有补虚益气、止咳化痰的功效。此款药酒具有润肺补肾、活血滋补、祛痰强身的功效。主治肺结核、喘逆痰血等症。

灵芝人参酒 ▼

药材配方

 灵芝100克　 人参40克　 冰糖500克　 白酒3升

制作方法

❶ 把灵芝和人参洗净晾干，切成薄片；❷ 把切成薄片的药材放入合适的容器中；❸ 加入冰糖和白酒后密封；❹ 浸泡约15日后过滤去渣即可饮用。

【使用方法】口服。每日2次，每次15～20毫升。
【贮藏方法】放在干燥阴凉避光处保存。
【注意事项】高血压患者慎服。

功能效用

灵芝是祖国中医药宝库中的珍品，能扶正固本，增强免疫功能，提高机体抵抗力；人参能大补元气，益气生津。此款药酒能够补脾益肺、强志壮胆、镇静安神、止咳平喘。主治肺痨久咳、肺虚气喘、痰多咳喘、消化不良、失眠等症。

西洋参酒 ▼

药材配方

西洋参120克

米酒2升

制作方法

❶ 把西洋参切成薄片；❷ 把切成薄片的西洋参装入合适的容器中；❸ 加入米酒后密封；❹ 浸泡约7日后即可饮用。

【使用方法】口服。每日2次，每次10~15毫升。
【贮藏方法】放在干燥阴凉避光处保存。
【注意事项】不宜与藜芦、白萝卜同用。

功能效用

西洋参具有滋阴补气、宁神益智及清热生津、降火消暑的双重功效，可益肺阴，清虚火，生津止渴。用此药材制作药酒功能益气滋阴，清热泻火，生津止渴。主治阴虚火旺、咳喘痰血、肺痨咳嗽、虚热烦倦、口燥咽干、疲乏无力、声音嘶哑、肺虚久咳、痰中带血等症。

百部酒 ▼

药材配方

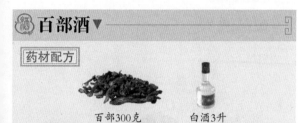

百部300克　　　白酒3升

制作方法

❶ 把百部切成薄片，放入锅中略炒片刻；❷ 把炒过的百部放入合适的容器中；❸ 加入白酒后密封；❹ 浸泡约7日后过滤去渣即可饮用。

【使用方法】口服。每日2次，每次10～30毫升。
【贮藏方法】放在干燥阴凉避光处保存。
【注意事项】脾胃有热者慎用。

功能效用

百部是百部科植物直立百部、曼生百部或对叶百部的干燥块根。其性温，味甘、苦，入肺经。具有润肺止咳、杀虫灭虱的功效。用百部炮制成的药酒具有润肺止咳、杀虫灭虱的功效。主治新久咳嗽、阴虚劳嗽、肺痨咳嗽、百日咳、慢性气管炎等症。

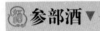

参部酒 ▼

药材配方

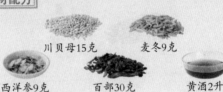

川贝母15克　　　麦冬9克

西洋参9克　　　百部30克　　　黄酒2升

制作方法

❶ 把西洋参、百部、麦冬、川贝母捣碎，放入砂锅中；❷ 加入清水1升，煮沸至总量减半；❸ 加入黄酒继续煮沸，取出放冷后密封；❹ 浸泡3日后过滤去渣即可饮用。

【使用方法】口服。每日2次，每次15～20毫升。
【贮藏方法】放在干燥阴凉避光处保存。
【注意事项】大便溏泻者慎服。

功能效用

西洋参具有活血和胃、增强抵抗力的功效。此款药酒具有益气滋阴、润肺止咳、生津止渴、杀虫灭虱的功效。主治肺虚干咳、虚劳咳嗽、痰中带血、津伤口渴、肺结核等症。

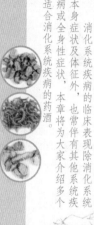

第五章
防治消化系统
疾病的药酒

消化系统疾病的临床表现除消化系统本身症状及体征外，也常伴有其他系统疾病或全身性症状，本章将为大家介绍多个适合消化系统疾病的药酒。

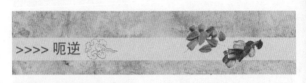

>>>> 呃逆

姜汁葡萄酒 ▼

【药材配方】

生姜200克

葡萄酒2升

【制作方法】

❶ 将生姜捣烂，放入容器中；❷ 将葡萄酒倒入容器中，与药材充分混合；❸ 将容器中的药酒密封浸泡3天；❹ 过滤去渣后，取药液服用。

【使用方法】口服。每日2次，每次50毫升。
【贮藏方法】放在干燥阴凉避光处保存。
【注意事项】①轻者服1~2次，重者服4~6次；
②热性呃逆忌服。

【功能效用】

此款药酒具有祛湿散寒、健胃止痛的功效。主治打嗝、饱嗝、寒性腹痛等症。

苏半酒 ▼

药材配方

紫苏子80克

红糖80克

丁香16克

姜半夏48克

生姜16克

白酒800毫升

制作方法

❶ 将紫苏子、丁香、姜半夏、生姜分别切成薄片，与红糖一起放入容器中；❷ 将白酒倒入容器中；❸ 密封浸泡约7天；❹ 过滤去渣后取药液服用。

【使用方法】口服。每日2~3次，每次15~20毫升。
【贮藏方法】放在干燥阴凉避光处保存。
【注意事项】热性呃逆忌服。

功能效用

紫苏子具有降气消痰、平喘润肠的功效；丁香具有暖胃温肾的功效。此款药酒具有温中散寒、止呃降逆的功效。主治打嗝、饱嗝、腹胀不适、恶心干呕等症。

除噎药酒 ▼

药材配方

陈皮18克　　白糖900克

砂仁18克　贝母18克　木香18克　　白酒1.5升

制作方法

❶ 将广陈皮、砂仁、贝母、木香分别捣碎，然后放入容器中；❷ 加入白糖和白酒；❸ 密封浸泡，隔水加热半小时左右；❹ 从容器中取出，放凉后过滤去渣，取药液服用。

【使用方法】口服。每天早上1次，每次30～50毫升。
【贮藏方法】放在干燥阴凉避光处保存。
【注意事项】①燥热忌服；②将四味药改用15克，余不变，亦佳。

功能效用

陈皮具有理气健脾、燥湿化痰的功效；砂仁具有祛湿和胃、理气安胎的功效。此款药酒具有理气养胃的功效。主治脘腹胀满、舌苔白腻、食物吞咽不畅、食欲不振。

启膈酒

药材配方

 丹参27克　 沙参27克　 贝母15克　 砂仁壳15克

 荷叶蒂15克　 郁金9克　 茯苓15克　 黄酒1.5升

制作方法

❶ 贝母去心，与丹参、沙参、贝母、郁金、茯苓、砂仁壳、荷叶蒂捣碎入锅；❷ 加入黄酒，煮至900毫升，过滤去渣后取药液服用。

【使用方法】口服。每日2次，每次20～30毫升。
【贮藏方法】放在干燥阴凉避光处保存。
【注意事项】孕妇慎服；勿与酸性食物、羊肝同食。

功能效用

丹参具有活血调经、祛瘀止痛、养血安神的功效。此款药酒具有调和脾胃、活血通膈的功效。主治食物吞咽受阻。

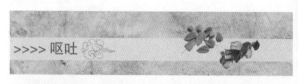

>>>> 呕吐

二姜酒 ▼

药材配方

干姜30克

生姜30克

黄酒75毫升

制作方法

❶将干姜、生姜分别捣碎，放入容器中；❷加入黄酒；❸密封浸泡7天；❹过滤去渣后取药液服用。

【使用方法】口服。每日2次，每次5~10毫升。
【贮藏方法】放在干燥阴凉避光处保存。
【注意事项】不能饮酒者可外敷，擦于肚脐、中脘穴，每天数次。

功能效用

干姜具有温中散寒、回阳通脉、温肺化饮的功效；生姜具有发汗解表、温中止呕、温肺止咳的功效。此款药酒具有温中止呕的功效。主治呕吐等症。

🍶 姜附酒 ▼

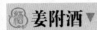

药材配方

干姜180克

制附子120克

黄酒1.5升

🥄 制作方法

❶ 将干姜、制附子分别捣碎，放入纱布袋中，然后将此纱布袋放入容器中；❷ 将黄酒倒入容器中；❸ 密封浸泡约7天左右；❹ 过滤去渣，取药液服用。

【使用方法】空腹口服。早午晚各1次，每次15～30毫升，温水服。
【贮藏方法】放在干燥阴凉避光处保存。
【注意事项】如急用，可直接煎煮后饮用。

🥄 功能效用

干姜味辛、性热，归脾、胃、心、肺经，对脘腹、呕吐等症均有一定的功效。此款药酒具有温肺散寒化痰、回阳通脉的功效。主治因消化不良导致的腹泻、心腹冷痛、打嗝呕吐、喘促气逆等症。

🍶 吴萸姜豉酒 ▼

药材配方

吴茱萸16克　　生姜48克　　淡豆豉48克　　白酒400毫升

制作方法

❶ 将吴茱萸捣碎，生姜去皮再切片，和豆豉一起放入砂锅中；❷ 加入白酒，煎煮至半；❸ 或加入白酒，密封浸泡约7天；❹ 过滤去渣后取药液服用。

【使用方法】口服。每日3次，每次20～30毫升，用温水服。

【贮藏方法】放在干燥阴凉避光处保存。

功能效用

吴茱萸具有祛寒止痛、降逆止呕、助阳止泻的功效；淡豆豉含有脂肪、蛋白质和酶等成分，有发汗作用，并有健胃、助消化之功效。此款药酒具有温中驱寒的功效。主治突发心口疼痛、脘腹冷痛、肢冷不适、心烦呕吐、腹泻痢疾等症。

回阳酒▼

药材配方

肉桂90克　　　公丁香90克　　　樟脑90克　　　白酒1.5升

制作方法

❶ 将肉桂、公丁香、樟脑分别捣碎，放入布袋中，然后将布袋放在容器中；❷ 将白酒倒入容器中密封；❸ 每天摇晃 1 次，浸泡约 15 天；❹ 过滤去渣后取药液使用。

【使用方法】①口服。每日 2～3 次，每次 10 毫升，温水冲后服用；②外敷。用棉球蘸药酒，擦于肚脐、腿痛处。

【注意事项】妇女怀孕期间忌服。

功能效用

肉桂具有止痛助阳、发汗解肌、温通经脉的功效；樟脑可通窍辟秽，温中止痛；公丁香能温中、暖肾、降逆。此款药酒具有温经驱寒、回阳救逆的功效。主治急性腹痛、腿部痉挛、呕吐腹泻等症。

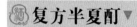

复方半夏酊 ▼

药材配方

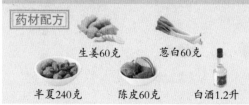

生姜60克 　　葱白60克

半夏240克 　　陈皮60克 　　白酒1.2升

制作方法

❶ 将半夏、陈皮、葱白、生姜分别洗净，晾干；❷ 将上述四味药分别捣碎，然后放入容器中；❸ 将白酒倒入容器中；❹ 密封浸泡约15天，过滤去渣后取药液服用。

【使用方法】口服。每日3～4次，成人每次5～10毫升，小孩酌情减量。
【贮藏方法】放在干燥阴凉避光处保存。
【注意事项】气虚体燥者、阴虚燥咳者、吐血及内有实热者慎服。

功能效用

半夏具有燥湿化痰、降逆止呕、消痞散结的功效；此款药酒具有降气止呕的功效。主治恶心不畅、急性呕吐等症。

回阳酒 ▼

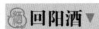

药材配方

肉桂90克　　公丁香90克　　樟脑90克　　白酒1.5升

制作方法

❶ 将肉桂、公丁香、樟脑分别捣碎，放入纱布袋中，然后将纱布袋放在容器中；❷ 将白酒倒入容器中密封；❸ 每天摇晃1次，浸泡约15天；❹ 过滤去渣后取药液使用。

【使用方法】①口服。每日2～3次，每次10毫升，温水冲后服用；②外敷。用棉球蘸药酒，擦于肚脐、腿痛处。

【注意事项】妇女怀孕期间忌服。

功能效用

　　肉桂具有止痛助阳、发汗解肌、温通经脉的功效；公丁香能温中、暖肾、降逆，对呃逆、呕吐、反胃、痢疾均有一定的疗效。此款药酒具有温经驱寒、回阳救逆的功效。主治急性腹痛、腿部痉挛、呕吐腹泻等症。

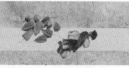

>>>> 胃痛

酒 玫瑰露酒 ▼

药材配方

玫瑰花420克

冰糖240克

白酒1.8升

制作方法

❶ 将鲜玫瑰花放入容器中；❷ 将白酒、冰糖倒入容器中，与药材充分混合；❸ 密封浸泡30天以上，过滤去渣；❹ 用瓷罐或玻璃器皿密封贮藏，取药液服用。

【使用方法】口服。每日2次，每次15～20毫升。
【贮藏方法】放在干燥阴凉避光处保存。
【注意事项】对寒凝气滞、脾胃虚寒者尤其有效。

功能效用

此款药酒具有理气去痛、养肝和胃的功效。主治胃气痛、食欲不佳等症。

姜糖酒 ▼

药材配方

生姜200克

红糖200克

黄酒2升

制作方法

❶ 将生姜捣碎，放入容器中；❷ 将红糖、黄酒倒入容器中，与药材充分混合；❸ 密封浸泡约7天；❹ 过滤去渣后取药液服用。

【使用方法】口服。每日2～3次，每次20～30毫升。

【贮藏方法】放在干燥阴凉避光处保存。

【注意事项】淋雨或水中长留者饮用可预防感冒；阴虚发热者忌服。

功能效用

生姜具有健胃、促进食欲的作用，对胃病有一定的缓解和止痛作用。此款药酒具有体表散热、温经驱寒、健脾养胃的功效。主治因肠胃功能下降引起的食欲不佳、受寒感冒、胃寒干呕、女性痛经等症。

🍶 吴萸香砂酒 ▼

药材配方

木香15克

生姜90克

吴茱萸18克

砂仁18克

淡豆豉90克

黄酒450毫升

📖 制作方法

❶ 将砂仁翻炒后，与吴茱萸、淡豆豉、木香、生姜一起放入容器中；❷ 加入黄酒，用文火熬煮至半；❸ 密封浸泡2～3天；❹ 过滤去渣后取药液服用。

【使用方法】口服。每日2～3次，每次30～50毫升。用温水服。

【贮藏方法】放在干燥阴凉避光处保存。

【注意事项】①治疗脾胃虚寒尤其有效；②可用于中阳不足症。

📖 功能效用

吴茱萸具有祛寒止痛、降逆止呕、助阳止泻的功效。此款药酒具有理气温中、止痛驱寒的功效。主治因受寒导致的胃腹疼痛、四肢冰冷、恶心干呕。

🍶 元胡止痛酊 ▼

药材配方

延胡索100克　　鸡骨香根200克　白芷100克　　70%乙醇适量

制作方法

❶ 将延胡索、鸡骨香根、白芷分别研磨成粗粉；❷ 将粗粉放入容器中；❸ 用渗漉法，以乙醇为溶剂；❹ 制成酊剂1000克，取药液服用。

【使用方法】口服。每日3次或痛时服用，每次5毫升。用温水服。
【贮藏方法】放在干燥阴凉避光处保存。
【注意事项】脾胃虚寒泄泻者忌服。

功能效用

延胡索具有活血散瘀、利气止痛的功效；白芷具有散风除湿、消肿止痛的功效；鸡骨香根能够理气止痛、祛风除湿、舒筋，对胃痛、胃肠全胀有一定疗效。此款药酒具有理气止痛的功效。主治胃气痛、头腹疼痛、女性痛经、腰腿酸痛。

金橘酒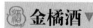

药材配方

| 金橘400克 | 蜂蜜80克 | 白酒1升 |

制作方法

❶ 将金橘洗净晾干，再捣碎或切成薄片，放入容器中；❷ 将蜂蜜倒入容器中；❸ 将白酒倒入容器中；❹ 密封浸泡 60 天后取药液服用。

【使用方法】口服。每日 2 次，每次 15～20 毫升。
【贮藏方法】放在干燥阴凉避光处保存。
【注意事项】常加法半夏、砂仁各 20 克一起浸泡，效果甚佳。

功能效用

金橘具有止咳解郁、除烦开胃的功效；蜂蜜具有补中润燥、止痛、解毒的功效。此款药酒具有清肺止咳、健胃消食、解郁理气的功效。主治胸闷郁结、腹胀痰饮、食滞胃呆、咳嗽哮喘、肝胃不和等症。

🍶 佛手酒 ▼

【药材配方】

佛手15克　　　　白酒500毫升

📖 制作方法

❶ 将佛手洗净，用清水泡软；❷ 将佛手切成规则正方形小块，晾干后放入容器中；❸ 加入白酒，密封浸泡，每隔5天，适当摇动；❹ 约15天后过滤去渣，取药液服用。

【使用方法】口服。每日2次，每次15毫升，不善服者每次5毫升。

【贮藏方法】放在干燥阴凉避光处保存。

【注意事项】阴虚有火者、无气滞症状者慎服。

📖 功能效用

此款药酒具有理气养肝、和脾温胃、消食祛痰的功效。主治胃气虚寒、胃脘冷痛、两胁嗳气、痰多常嗽、恶心干呕、食欲不佳、大便不畅、情志不舒、苔多薄白等症。

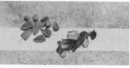

>>>> 黄疸

灯草根酒 ▼

药材配方

灯草根240克

黄酒600毫升

制作方法

❶ 将灯草根捣碎，放入容器中；❷ 将黄酒倒入容器中，与灯草根混匀；❸ 隔水熬煮1～2小时；❹ 静置一夜，过滤去渣后取药液服用。

【使用方法】空腹口服。每日2～3次，每次15～30毫升，用温水服。

【贮藏方法】放在干燥阴凉避光处保存。

【注意事项】中寒小便不禁者忌服。

功能效用

灯草根具有利水通淋、清心降火的功效。此款药酒具有清热解暑、利水祛湿的功效。主治湿热黄疸。

茵陈栀子酒 ▼

药材配方

茵陈90克

栀子45克

黄酒1.5升

制作方法

❶ 将茵陈、栀子放入容器中;❷ 将黄酒倒入容器中,与茵陈、栀子混匀;❸ 将容器中的药材用火煎熬;❹ 取药液服用。

【使用方法】口服。一剂分3次服用,每日200毫升。
【贮藏方法】放在干燥阴凉避光处保存。
【注意事项】切忌与豆腐、生冷、油腻食物共食。

功能效用

茵陈具有利胆清热、降血压、降血脂的功效,有显著的保肝作用,对甲、乙型肝炎,黄疸型肝炎有显著的疗效;栀子具有下火除烦、清热祛湿、凉血解毒的功效。二者合制成的药酒具有清热解毒、利水祛湿的功效。主治湿热黄疸(热重于湿)。

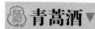 青蒿酒▼

药材配方

青蒿5千克

糯米10千克

酒曲500克

制作方法

❶ 将青蒿洗净捣碎，放入容器中；❷ 加水熬出汁；❸ 将糯米煮熟，酒曲研磨成细粉；❹ 将三者一起放入容器中，按常法酿酒，酒熟后取药液服用。

【使用方法】口服。每日2～3次，每次不拘量，以愈为度，勿醉。
【贮藏方法】放在干燥阴凉避光处保存。
【注意事项】妊娠早期慎用。

功能效用

青蒿具有清热解暑的功效。此款药酒具有清热解暑、凉血退虚热的功效。主治黄疸、结核潮热、胸闷呕恶、鼻出血无汗、感冒受凉、小便不畅等症。

麻黄酒

药材配方

麻黄40克

黄酒600毫升

制作方法

❶ 将麻黄放入容器中；❷ 将黄酒倒入容器中，与麻黄混匀；❸ 将药材上火熬煮至剩下一半；❹ 过滤去渣后取药液服用。

【使用方法】口服。用温水服，待汗出即愈。
【贮藏方法】放在干燥阴凉避光处保存。
【注意事项】①对伤寒、发黄，效果甚佳；②表虚自汗、多汗、失眠患者慎用。

功能效用

麻黄是重要的药用植物，生物碱含量丰富，其性温，味辛、微苦，具有发汗驱寒、润肺平喘、利水消肿的功效。此款药酒具有利水发汗、退黄驱寒的功效。主治伤寒、热出表发、黄疸、小便不畅等症。

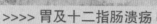

>>>> 胃及十二指肠溃疡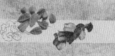

山核桃酒 ▼

药材配方

山核桃1.5千克　　白酒2.5升

制作方法

❶ 将山核桃放入容器中；❷ 将白酒倒入容器中，与山核桃混合；❸ 密封浸泡20天；❹ 待药酒变为褐色，过滤去渣，取药液服用。

【使用方法】口服。每日3次，每次10毫升。
【贮藏方法】放在干燥阴凉避光处保存。

功能效用

山核桃性温、味甘，能通润血脉、补气养血、润燥化痰、益胃补肾。具有活血化瘀、润燥滑肠的功效。此款药酒具有温肾润肠、收敛定喘、消炎止痛的功效。主治急性胃病、慢性胃病。

止痛酊

药材配方

白屈菜30克　　橙皮15克　　50度白酒适量

制作方法

❶ 将白屈菜、橙皮切成薄片，放入容器中；
❷ 加入白酒，密封浸泡2~3天；❸ 过滤后，用纱
布将药渣取汁；❹ 加入白酒150毫升，澄清后取药
液服用。

【使用方法】口服。每日3次，每次5~10毫升。
【贮藏方法】放在干燥阴凉避光处保存。

功能效用

　　白屈菜具有止咳平喘、镇痛消肿的功效，对
腹痛、肠炎、痢疾等有一定的疗效；橙皮具有理气
化痰、健脾去滞的功效，且橙皮中含有大量维生素
A，可作为芳香调味剂中的原料。二者共制成的药
酒具有理气和胃、消炎止痛的功效。主治慢性胃肠
炎、胃肠道痉挛疼痛。

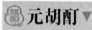

元胡酊 ▼

药材配方

延胡索400克　　米醋适量　　50度白酒适量

制作方法

❶将延胡索研磨成粗粉，放入容器中；❷将米醋、白酒倒入容器中；❸密封浸泡2~3天；❹过滤去渣后取药液服用。

【使用方法】口服。每日2次，每次10~15毫升。
【贮藏方法】放在干燥阴凉避光处保存。
【注意事项】对胃痉挛治疗效果甚佳。

功能效用

延胡索中的延胡索素是一种止痛剂，具有活血理气、止痛通便的功效；米醋具有消脂降压、降低固醇、解毒解酒、安神除烦的功效，且米醋能够增加药物有效成分的溶出，让药材功效更显著。二者共制成的药酒具有安神止痛的功效。主治各类平滑肌痉挛疼痛。

复方白屈菜酊 ▼

药材配方

白屈菜300克　　延胡索300克　　70%乙醇适量

制作方法

❶ 将白屈菜、延胡索分别研磨成粗粉，放入容器中；❷ 加入适量乙醇，密封浸渍1天后过滤，反复2次；❸ 用残渣取汁，混入药液中；❹ 添加乙醇至3000毫升后取药液服用。

【使用方法】口服。每日3次，每次5～10毫升。用温水服。

【贮藏方法】放在干燥阴凉避光处保存。

功能效用

白屈菜性凉、味苦，具有清热解毒、止痛、止咳之效，对胃炎、胃溃疡、腹痛、肠炎均有一定的效果；延胡索能够活血、散瘀、理气、止痛。二者共制成的药酒具有理气和胃、消炎止痛的功效。主治慢性肠胃炎、肠胃痉挛疼痛等症。

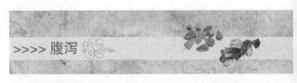

>>>> 腹泻

酒 杨梅酒 ▼

药材配方

杨梅25枚

白酒250毫升

制作方法

❶ 将杨梅放入容器中；❷ 将白酒倒入容器中，与杨梅充分混匀；❸ 密封浸泡3天；❹ 取药液服用，杨梅可食用。

【使用方法】口服。每日2次，每次10～15毫升，杨梅食用1～2颗。
【贮藏方法】放在干燥阴凉避光处保存。

功能效用

杨梅具有和胃止呕、生津止渴的功效。此款药酒具有止泻化痛、调理肠胃的功效。主治痢疾、腹泻、呕吐。

参术酒 ▼

药材配方

人参30克

白术60克

炙甘草45克

白茯苓60克

红枣45克

生姜30克

黄酒1.5升

制作方法

❶ 将前6味药材捣碎，用纱布袋装好，放入容器；❷ 加入黄酒；❸ 密封浸泡约7天，期间经常摇动；❹ 过滤去渣后取药液服用。

【使用方法】空腹口服。每日2次，每次10～15毫升。

【贮藏方法】放在干燥阴凉避光处保存。

【注意事项】感冒发热者忌服。

功能效用

此款药酒具有理气和胃、健脾止泻的功效。主治脾胃气虚、面黄肌瘦、四肢乏力、食少便溏等症。

蒜糖止泻酒 ▼

【药材配方】

大蒜2个　　　红糖20克　　　烧酒100毫升

【制作方法】

❶ 将大蒜剥去外皮后捣烂，放入容器中；❷ 将红糖、烧酒倒入容器中，与大蒜充分混匀；❸ 将药材熬煮至沸腾；❹ 过滤去渣后取药液服用。

【使用方法】口服。每日1～2剂，每次顿服。

【贮藏方法】放在干燥阴凉避光处保存。

【注意事项】①服其他药期间不要喝此酒；②糖尿病患者忌服。

【功能效用】

大蒜具有消炎解毒、祛寒健胃的功效；红糖能够补中缓急、和血行瘀。此款药酒具有散风驱寒、清热解毒、强身止泻的功效。主治突发疾病、感冒风邪、泄泻恶呕、自然汗出、头痛发热等症。

地瓜藤酒▼

药材配方

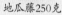

地瓜藤250克　　　　白酒500毫升

制作方法

❶ 将地瓜藤切成薄片，放入容器中；❷ 将白酒倒入容器中，与地瓜藤充分混匀；❸ 密封浸泡约7天；❹ 过滤去渣后取药液服用。

【使用方法】口服。每日2～3次，每次20～30毫升。

【贮藏方法】放在干燥阴凉避光处保存。

【注意事项】地瓜藤的鲜品比干品效果好，根茎比全草疗效好。

功能效用

地瓜藤具有利尿消肿、清肺解毒、收敛止痢的效果，对痢疾、水肿、消化不良均有一定的疗效。此款药酒具有理气活血、清热解毒、祛湿止泻的功效。主治腹胀腹泻、黄疸、痢疾痔疮、消化不良、白带异常等症。

🍶 党参酒 ▼

药材配方

老条党参80克

白酒1升

制作方法

❶ 选取粗大、连须的老条党参；❷ 将老条党参切成薄片，放入容器中；❸ 将白酒倒入容器中，与老条党参混合；❹ 密封浸泡7~14天后开封，取药液服用。

【使用方法】空腹口服。早、晚各1次，每次10~15毫升。

【贮藏方法】放在干燥阴凉避光处保存。

【注意事项】感冒发热、中满邪实者忌服；老年体弱者可常服。

功能效用

党参性平、味甘、微酸，有抗溃疡，增加肠张力，调节胃运动的作用。此款药酒具有补中益气、健脾止泻的功效。主治脾虚泄泻、食欲不佳、体虚气喘、四肢乏力、头晕血虚、津液耗伤、慢性贫血等症。

二味牛膝酒 ▼

药材配方

生地黄500克　　　牛膝500克　　　白酒适量

制作方法

❶ 将生地黄、牛膝分别捣烂，用纸裹住，以黄泥加固；❷ 用火炙药团，控制火候，勿令黄泥干裂；❸ 将药团烤至黄泥干固，用灰火炙半天，再以炭火烧之；❹ 将药团待冷，去掉黄泥、纸，捣为散粉状。

【使用方法】口服。药粉15克加白酒200毫升煮至七成，饭前服。

【贮藏方法】放在干燥阴凉避光处保存。

【注意事项】①脾胃虚寒者慎服；②月经过多者慎服。

功能效用

生地黄具有清热生津、滋阴补血的功效。此款药酒具有强身健体、祛湿止泻的功效。主治少腹滞痛、腰膝水肿、足趾冰冷、筋骨乏力。

179

五香酒料▼

药材配方

 檀香240克

 藿香240克

 木香36克

 丁香240克

 小茴香30克

 菊花240克

 甘草240克

 甘松240克

 白芷240克

 青皮240克

 薄荷240克

 砂仁240克

 红曲36克

 沙姜240克

 干姜24克

 细辛36克

 大茴香240克

 肉桂240克

 烧酒18升

制作方法

❶ 将檀香、藿香、木香、丁香、大茴香、小茴香、菊花、甘草、甘松、肉桂、白芷、青皮、薄荷、砂仁、细辛、红曲、沙姜、干姜一起放入纱布袋中，然后将此纱布袋放入容器中；

❷ 将烧酒倒入容器中，与以上诸药材充分混合；

❸ 将容器密封，充分浸泡10天后取出；

❹ 过滤去渣后，取药液服用。

【使用方法】口服。早、晚各１次，每次１～２盅。
【贮藏方法】放在干燥阴凉避光处保存。
【注意事项】①怕热多汗、口渴舌红者忌服；②阴虚火旺者忌服。

功能效用

檀香具有理气和胃的功效；藿香具有消暑解表、祛湿和胃的功效；木香具有理气温中、祛湿化痰的功效；丁香具有和胃止逆的功效；大茴香具有散寒理气、清热止痛的功效；小茴香具有健胃驱寒、理气止痛的功效。此款药酒具有理气和胃、健脾祛湿的功效。主治小肠疝气、暑月受寒、脾胃气滞、脘满虚寒、食欲不佳等症。

🍶 二术酒 ▼

药材配方

白术212克　　苍术212克　　清水920毫升　白酒800毫升

制作方法

❶ 将白术、苍术分别切碎，放入容器中；❷ 将清水倒入容器中，上火熬煮至总量为300毫升；❸ 将白酒倒入容器中，与药液混匀；❹ 密封浸泡7天，过滤去渣后取药液服用。

【使用方法】口服。每日3次，每次30～50毫升，勿醉。

【贮藏方法】放在干燥阴凉避光处保存。

功能效用

白术具有健脾益气、祛湿利水的功效，主要用于脾虚食少、腹胀泄泻、水肿等症的治疗；苍术是芳香化湿中药，有燥湿健脾的功效。此款药酒具有健脾养胃、消胀止泻的功效。主治脾虚所致的泄泻、胸腹胀满、食欲不佳、消化不良等症。

五味子酒 ▼

药材配方

五味子45克

白酒750毫升

制作方法

❶ 将五味子洗净，放入容器中；❷ 将白酒倒入容器中，与五味子充分混匀；❸ 密封浸泡14天，每天摇晃数次；❹ 取药液服用。

【使用方法】口服。每日2次，每次10~20毫升。
【贮藏方法】放在干燥阴凉避光处保存。
【注意事项】睡前服用，效果更佳

功能效用

五味子具有敛肺止咳、涩精止泻、生津敛汗的功效，主要用于治疗肺虚咳嗽、口干作渴、梦遗滑精、久泻久痢等症。将其制作成药酒具有养心益气、补肾生津的功效。主治慢性腹泻、肺虚喘嗽、心悸失眠、津亏自汗、体虚乏力等症。

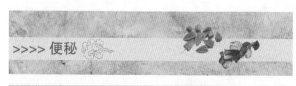

>>>> 便秘

🍶 火麻仁酒 ▼

药材配方

火麻仁250克　　米酒500毫升

制作方法

❶ 将火麻仁研末，放入容器中；❷ 将米酒倒入容器中，与火麻仁充分混匀；❸ 密封浸泡约7天；❹ 过滤去渣后取药液服用。

【使用方法】口服。每日2次，每次30毫升。

【贮藏方法】放在干燥阴凉避光处保存。

【注意事项】脾胃虚弱、孕妇、肾虚阳痿忌服。

功能效用

火麻仁具有润肠通便、除燥杀虫的功效。此款药酒具有润肠通便、杀毒消炎、下火去燥的功效。主治便秘、老年或产后津伤血虚、大便干结。

三黄酒 ▼

药材配方

黄芩48克

黄柏48克

大黄48克

厚朴24克

白糖240克

甘草16克

白酒800毫升

制作方法

❶ 将诸药材切薄片，入容器；❷ 加入白酒；❸ 密封浸泡约7天后过滤去渣；❹ 加入白糖，待其溶化后取药液服用。

【使用方法】空腹口服。每日2～3次，每次20～30毫升。

【贮藏方法】放在干燥阴凉避光处保存。

【注意事项】因阴寒阳虚、虚症所致的便秘者忌服。

功能效用

黄芩具有清热祛湿、下火解毒、止血安胎、降血压的功效。此款药酒具有理气健身、清热解毒、通便泻火的功效。主治热结便秘。

🍶秘传三意酒 ▼

药材配方

枸杞子400克　　火麻仁240克　　生地黄400克　　白酒3.2升

制作方法

❶ 将枸杞子、火麻仁、生地黄分别研磨成粗粉，放入布袋中，然后将此布袋放入容器中；❷ 将白酒倒入容器中，与以上诸药材充分混匀；❸ 密封浸泡约7天，过滤去渣后取药液服用。

【使用方法】口服。每日适量饮用，患病时勿服。
【贮藏方法】放在干燥阴凉避光处保存。
【注意事项】脾虚泄泻者忌服。

功能效用

火麻仁是一味润肠通便、兼有补养作用的药物，它所含有的挥发油能够增强肠道蠕动，对肠壁和粪便起润滑作用。此款药酒具有活血滋阴、清热解暑、润肠祛燥的功效。主治阴虚血少、头晕目眩、面色萎黄、口干舌燥、体弱乏力、大便干黄等症。

大黄附子酒▼

药材配方

大黄60克　　　制附子60克　　　白酒600毫升

制作方法

❶ 将大黄、制附子切成薄片，放入容器中；❷ 将白酒倒入容器中，与大黄、制附子充分混合；❸ 密封浸泡约7天；❹ 过滤去渣后取药液服用。

【使用方法】空腹口服。每日2次，每次20～30毫升。用温水服。

【贮藏方法】放在干燥阴凉避光处保存。

【注意事项】因胃肠积热所致的便秘者忌服；孕妇忌用。

功能效用

大黄具有去滞促消化、清热祛湿、活血化瘀、下火解毒的功效；制附子有补火助阳、散寒止痛的功效。此款药酒具有通便温中的功效。主治因阴寒阳虚、阴寒凝滞所致的便秘。

双耳酒 ▼

药材配方

黑木耳40克 　　白木耳40克 　　冰糖80克 　　糯米酒1500克

制作方法

❶ 用温水将黑木耳、白木耳泡发，去除残根，反复清洗后捞出沥干，切成丝；❷ 将糯米酒倒入容器中，用文火熬煮至沸腾；❸ 加入木耳丝，煮半小时后凉凉，密封浸泡1天后过滤去渣；❹ 加入事先溶化、过滤的冰糖，搅拌均匀后取药液服用。

【使用方法】口服。每日2～3次，每次20～30毫升。
【贮藏方法】放在干燥阴凉避光处保存。
【注意事项】中老年人、久病体虚者均可常服。

功能效用

黑木耳具有补血促消化的功效。此款药酒具有补脑强心、养阴生津、理气健脾的功效。主治体弱气虚、口渴烦热、腰酸乏力、食欲不佳、大便干结等症。

🍶芝麻枸杞酒 ▼

药材配方

枸杞子1000克　火麻仁300克

生地黄600克　糯米3000克　黑芝麻600克　酒曲240克

制作方法

❶ 将黑芝麻翻炒后捣碎，再将枸杞子、火麻仁、生地黄分别捣碎，一起放入容器中；❷ 将糯米煮熟凉凉，酒曲研磨成细粉；❸ 加入6升水，熬煮至4升后凉凉；❹ 加入药材、酒曲拌匀，置保温处密封约15天，过滤去渣后取药液服用。

【使用方法】口服。每日2～3次，每次30～50毫升。用温水服，适量，勿醉。
【贮藏方法】放在干燥阴凉避光处保存。
【注意事项】脾虚泄泻者忌服。

功能效用

理气活血，补肝养肾，调理五脏，滋补精髓。主治腰酸膝软、食欲不佳、面瘦肌黄、发须早白、便结遗精、视线模糊等症。

🍶 地黄羊脂酒 ▼

药材配方

生姜汁100毫升　　地黄140毫升

羊脂300克　　白蜜150克　　糯米酒2升

制作方法

❶ 将糯米酒倒入容器中，用文火熬煮至沸腾，边煮边倒羊脂，待其溶化，备用；❷ 将地黄捣烂取汁，再与生姜汁搅拌均匀，煮沸数十次后离火凉凉；❸ 将白蜜炼熟，倒入容器中搅拌均匀；❹ 密封浸泡3天后取药液服用。

【使用方法】口服。每日3次，每次20～30毫升。
【贮藏方法】放在干燥阴凉避光处保存。
【注意事项】阳虚怕冷、腹胀腹痛、大便溏稀者忌服。

功能效用

此款药酒具有理气和胃、健脾调中、滋阴润燥、生津通便的功效。主治内脏虚损、脾胃虚弱、阴虚干咳、口渴烦热、食欲不佳、肠燥便秘等症。

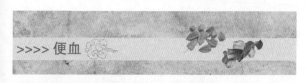

>>>> 便血

刺五加酒 ▼

药材配方

刺五加260克　　白酒2升

制作方法

❶ 将刺五加捣碎，放入容器中；❷ 将白酒倒入容器中，与刺五加充分混合；❸ 密封浸泡约10天；❹ 过滤去渣后取药液服用。

【使用方法】空腹口服。每日2～3次，每次20毫升。
【贮藏方法】放在干燥阴凉避光处保存。
【注意事项】切忌与辛辣食物共食。

功能效用

刺五加具有补虚扶弱的功效。此款药酒具有凉血通络、活血止痛的功效。主治肠风痔血、风湿骨痛、跌打损伤。

地榆酒 ▼

药材配方

地榆150克

赤芍90克

白茅根150克

白糖750克

甘草45克

黄酒1.5升

制作方法

❶ 将地榆、赤芍、甘草、白茅根分别捣碎，放入容器中；❷ 加入黄酒，密封后放入盛好水的锅中；❸ 隔水熬煮1小时；❹ 加入白糖，浸泡3天后过滤去渣，取药液服用。

【使用方法】空腹口服。每日2次，每次20～30毫升。
【贮藏方法】放在干燥阴凉避光处保存。
【注意事项】切忌与辛辣食物共食。

功能效用

地榆具有凉血止血、清热解毒的功效；赤芍具有止痛消肿、活血化瘀的功效。此款药酒具有凉血止血的功效。主治小便带血、大便带血等症。

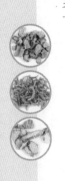

第六章
防治皮肤病的药酒

皮肤病是皮肤（包括毛发和甲）受到内外因素的影响后，其形态、结构和功能均发生变化，产生病理改变的过程。皮肤病发病率很高，是严重影响人们健康的常见病、多发病之一。

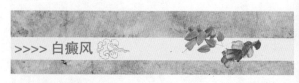

>>>> 白癜风

骨脂猴姜酒 ▼

药材配方

补骨脂30克

猴姜30克

75%乙醇250克

制作方法

❶ 将补骨脂、猴姜分别捣碎，放入容器中；❷ 将乙醇倒入容器中，与药粉充分混匀；❸ 密封浸泡10天，经常摇晃；❹ 开封后，取药液使用。

【使用方法】外敷。每日2次。用棉球蘸药酒擦于患病处。
【贮藏方法】放在干燥阴凉避光处保存。
【注意事项】阴虚火旺者忌用。

功能效用

补骨脂具有温肾壮阳、理气止泻的功效；猴姜具有强壮筋骨的功效。此款药酒具有活血通络、祛斑止痒的功效。适用于白癜风。

白癜风酊 ▼

药材配方

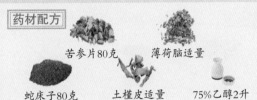

苦参片80克　　薄荷脑适量

蛇床子80克　　土槿皮适量　　75%乙醇2升

制作方法

❶ 将蛇床子、土槿皮、苦参片分别研磨成粉末状，放入容器中；❷ 加入乙醇至渗透药物，静置6小时；❸ 加入乙醇至2000毫升，浸泡数日；❹ 加入薄荷脑，待其溶化后搅拌均匀，取药液使用。

【使用方法】外敷。每日3～5次。用棉球蘸药酒擦于患处。

【贮藏方法】放在干燥阴凉避光处保存。

【注意事项】下焦有湿热、肾阴不足、相火易动、精关不固者忌用。

功能效用

蛇床子具有温肾壮阳、散风祛湿的功效；苦参片具有清热祛湿、杀虫利尿的功效。此款药酒具有清热祛风、润肤止痒的功效。主治白癜风。

🍶补骨丝子酊▼

【药材配方】

补骨脂500克

菟丝子150克

75%乙醇2升

📖制作方法

❶ 将补骨脂、菟丝子分别研磨成细粉，放入容器中；❷ 将乙醇倒入容器中，与细粉充分混合；❸ 密封浸泡约7天；❹ 过滤去渣后取药液使用。

【使用方法】外敷。每日数次。用棉球蘸药酒，擦于患病处。
【贮藏方法】放在干燥阴凉避光处保存。
【注意事项】阴虚火旺者忌用。

📖功能效用

补骨脂具有温肾壮阳、理气止泻的功效；菟丝子具有壮阳、调节内分泌的功效。此款药酒具有润肤止痒、理气祛风、活血通络的功效。主治白癜风。

复方补骨脂酒 ▼

药材配方

补骨脂60克

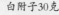
白附子30克

防风20克

前胡40克

雄黄12克

白酒400毫升

制作方法

❶ 将诸药材研粉，入容器中；❷ 将白酒倒入容器中，与药粉充分混合；❸ 密封浸泡约7天后取药液使用。

【使用方法】外敷。每日2～3次。用棉球蘸药酒，擦患处至皮肤嫩红即可。
【贮藏方法】放在干燥阴凉避光处保存。
【注意事项】阴虚火旺者忌用。

功能效用

补骨脂具有温肾壮阳、理气止泻的功效。此款药酒具有活血通络、解毒止痒、润肤祛斑的功效。主治白癜风。

🍶 补骨川椒酊 ▼

药材配方

补骨脂60克　　　川椒60克　　　大曲酒400毫升

制作方法

❶ 将补骨脂、川椒分别研磨成粉末状，放入容器中；❷ 将大曲酒倒入容器中，与药粉充分混合；❸ 密封浸泡约7天；❹ 过滤去渣后取药液使用。

【使用方法】外敷。早晚各1次。少许擦患处至肤红，改羊毫笔擦。

【贮藏方法】放在干燥阴凉避光处保存。

【注意事项】阴虚火旺者忌用。

功能效用

补骨脂具有温肾壮阳、理气止泻的功效；川椒具有温中止痛、杀虫止痒的功效。此款药酒具有理气活血、通络止痒、润肤祛斑的功效。主治白癜风。

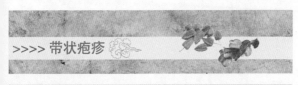

>>>> 带状疱疹

雄黄酒 ▼

药材配方

雄黄200克

75%乙醇400毫升

制作方法

❶ 将雄黄研磨成粉末状，放入容器中；❷ 将乙醇倒入容器中，与药粉充分混匀；❸ 密封浸泡约3天；❹ 取药液使用。

【使用方法】外敷。每日 2 次。用棉球蘸药酒擦于患病处。

【贮藏方法】放在干燥阴凉避光处保存。

【注意事项】疱疹过多过痛者，加普鲁卡因 40 毫升。

功能效用

雄黄具有解毒杀虫、祛湿化痰的功效。此款药酒具有清热解毒、祛湿杀虫、清热去火的功效。主治带状疱疹。

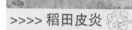
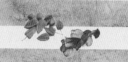

>>>> 稻田皮炎

🍶 樟脑冰酒 ▼

药材配方

樟脑12克　　　冰片40克　　95%乙醇400毫升

🥣 制作方法

❶ 将樟脑、冰片放入容器中；❷ 将乙醇倒入容器中，与药材充分混合；❸ 密封浸泡2天；❹ 取药液使用。

【使用方法】外敷。每日2～3次。用棉球蘸后擦于患病处。

【贮藏方法】放在干燥阴凉避光处保存。

【注意事项】忌食易过敏、辛辣、发湿、动血、动气食物。

🥣 功能效用

此款药酒具有清热止痒、消炎止痛的功效。主治皮炎。

五蛇液 ▼

药材配方

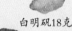
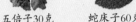

韭菜子18克　　白明矾18克

五倍子30克　　蛇床子60克　　烧酒240毫升

制作方法

❶ 将五倍子、蛇床子、白明矾、韭菜子分别研磨成粗粉，放入容器中；❷ 将烧酒倒入容器中，与药粉充分混合；❸ 密封浸泡3天，每天早、晚各摇晃1次；❹ 取药液使用。

【使用方法】外敷。早、中、晚各1次。用棉球蘸后擦于患病处。

【贮藏方法】放在干燥阴凉避光处保存。

【注意事项】忌食易过敏、辛辣、发湿、动血、动气食物。

功能效用

五倍子具有润肺止汗、滑肠固精的功效；蛇床子具有温肾壮阳、杀虫解毒的功效。此款药酒具有活血祛风、消炎止痒的功效。主治稻田皮炎。

倍矾酒 ▼

药材配方

五倍子200克　　　白明矾48克　　　白酒800毫升

制作方法

❶ 将五倍子、白明矾分别捣碎，放入容器中；❷ 将白酒倒入容器中，与诸药粉充分混匀；❸ 密封浸泡约7天；❹ 过滤去渣后取药液使用。

【使用方法】外敷。下田劳作前，将药酒擦于手脚、小腿部。
【贮藏方法】放在干燥阴凉避光处保存。
【注意事项】忌食易过敏、辛辣、发湿、动血、动气食物。

功能效用

五倍子具有润肺止汗、滑肠固精、活血排毒的功效；白明矾具有杀虫解毒的功效。两者共同制作的药酒具有清热止痒、收敛防护的功效。主治稻田皮炎。

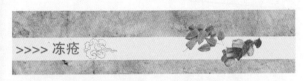

>>>> 冻疮

姜椒酒 ▼

药材配方

生姜200克　　花椒200克　　95%乙醇600毫升

制作方法

❶ 将生姜切成薄片，放入容器中；❷ 将花椒倒入容器中；❸ 将乙醇倒入容器中，与药材充分混合；❹ 密封浸泡3～5天后取药液使用。

【使用方法】外敷。每日2～3次。用棉球蘸后擦于患病处。

【贮藏方法】放在干燥阴凉避光处保存。

功能效用

生姜具有发汗解表、温中止呕、温肺止咳的功效。此款药酒具有活血通络、温经祛寒的功效。主治冻疮。

🍶 防治冻伤药酒 ▼

药材配方

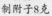
制附子8克

肉桂6克

徐长卿10克

干姜12克

红花12克

60度白酒600毫升

制作方法

❶ 将红花、制附子、肉桂、徐长卿、干姜分别捣碎，放入容器中；❷ 将白酒倒入容器中，与药材充分混合；❸ 密封浸泡7天；❹ 取药液饮用。

【使用方法】口服。每日2～4次，每次8～15毫升。

【贮藏方法】放在干燥阴凉避光处保存。

【注意事项】在严寒季节服用时，每天1次即可。

功能效用

红花具有活血通经、散瘀止痛的功效。此款药酒具有活血通络、温经祛寒的功效。主治冻疮。

桂枝二乌酊 ▼

药材配方

桂枝100克　　生草乌100克　　生川乌100克　　细辛40克

红花40克　　芒硝80克　　樟脑30克　　60度白酒2升

制作方法

❶ 将桂枝、生草乌、生川乌、细辛、红花研粗，入容器，加白酒密封浸泡7天，过滤去渣；
❷ 将芒硝、樟脑捣碎入容器拌匀，取药液使用。

【使用方法】外敷。早晚各1次，每次5分钟，用温水蘸药酒擦。未溃时蘸药酒擦患处；溃后用药酒涂患处周围。

【贮藏方法】放在干燥阴凉避光处保存。

功能效用

桂枝具有发汗润肌、温经通脉、助阳理气、散寒止痛的功效。此款药酒具有温经去痛、活血通络的功效。主治冻疮。

复方樟脑酒 ▼

药材配方

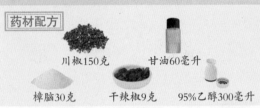

川椒150克　　　甘油60毫升

樟脑30克　　干辣椒9克　　95%乙醇300毫升

制作方法

❶ 将干辣椒、川椒洗净晾干后切碎，置容器中；❷ 将乙醇倒入容器中，与药材充分混合；❸ 密封浸泡7天，过滤去渣；❹ 加入樟脑、甘油，待其溶化后取药液使用。

【使用方法】外敷。每日6次。用温水洗净拭干患处，再擦药酒。

【贮藏方法】放在干燥阴凉避光处保存。

【注意事项】或用樟脑9克、辣椒油15毫升、甘油45毫升、乙醇（体积分数95%）添至300毫升，对冻疮未溃者效果甚佳。

功能效用

此款药酒具有温经通脉的功效。主治冻疮局部干燥、皲裂。

复方当归红花酊 ▼

药材配方

当归160克

红花80克

肉桂160克

樟脑40克

干姜80克

细辛40克

70%乙醇适量

制作方法

❶ 将当归、红花、肉桂、细辛、干姜研粗末，入容器，加乙醇，密封浸泡10天后去渣；❷ 加入樟脑溶匀，共制成3200毫升，取药液使用。

【使用方法】外敷。每日数次。用热水清洗患处，再擦药酒。

【贮藏方法】放在干燥阴凉避光处保存。

【注意事项】湿阻中满者、大便溏泻者慎用。

功能效用

当归具有补血活血、疏经止痛、润燥滑肠的功效。此款药酒具有活血祛寒的功效。主治冻疮未溃、冻疮结块、脱痂未溃。

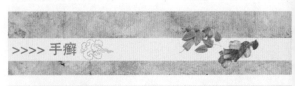

>>>> 手癣

🍷 生姜浸酒 ▼

【药材配方】

生姜500~1000克

60度白酒1升

【制作方法】

❶ 将生姜捣碎，连汁放入容器中；❷ 将白酒倒入容器中，与药粉充分混合；❸ 将容器中的药酒密封浸泡2天；❹ 过滤去渣后，取药液使用。

【使用方法】外敷。早晚各1次。蘸后擦患处，再入药酒中8分钟。

【贮藏方法】放在干燥阴凉避光处保存。

【注意事项】若加红糖1千克，余同上，每次15毫升，治寒性腹痛。

【功能效用】

此款药酒具有消毒除菌的功效。主治手癣、足癣等症。

大黄甘草酒 ▼

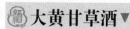

药材配方

大黄30克

甘草60克

白酒200毫升

制作方法

❶ 将大黄、甘草捣碎后，放入合适的容器中；❷ 将白酒倒入容器中，与药材充分混合；❸ 将容器上火，用文火熬煮至药熟后离火；❹ 过滤去渣后，取药液使用。

【使用方法】外敷。每日1次，每次10分钟，蘸后湿敷患处。

【贮藏方法】放在干燥阴凉避光处保存。

【注意事项】切勿内服。

功能效用

大黄具有攻积止滞、清热泻火、凉血化瘀的功效；甘草具有抗菌消炎、抗过敏的功效。此款药酒具有杀虫止痒、消毒清热的功效。适用于手足癣等症。

当归百部酒 ▼

药材配方

当归45克　　生百部45克

黄柏45克　白藓皮45克　川椒30克　　白酒3升

制作方法

❶ 将诸药材研粉，入容器中；❷ 加入白酒，密封浸泡2小时；❸ 隔水熬煮至沸腾后凉凉，取药液使用。

【使用方法】蘸后涂擦数次。甲癣需泡入药酒中5分钟，每日3次。

【贮藏方法】放在干燥阴凉避光处保存。

【注意事项】①患者用药期间，忌入冷水；②可用熏洗法。

功能效用

当归具有补血活血、舒经止痛、润燥滑肠的功效。此款药酒具有杀虫止痒、清热解毒的功效。主治手癣、甲癣等症。

复方土槿皮酊 ▼

药材配方

苯甲酸24克

土槿皮酊80毫升

75%乙醇适量

制作方法

❶ 将苯甲酸倒入容器中；❷ 加入适量乙醇，待其溶解；❸ 加入土槿皮酊，待其混合均匀；❹ 将乙醇加至200毫升。

【使用方法】外敷。每日3～4次，用棉球蘸药酒擦于患病处。

【贮藏方法】放在干燥阴凉避光处保存。

【注意事项】①手足糜烂者忌用；②儿童、孕妇禁用。

功能效用

苯甲酸具有抗细菌、霉菌作用；土槿皮酊含土槿皮酸，对多种常见致病真菌均有不同程度的抗菌作用；75%的乙醇是很好的消毒剂。此款药酒具有杀虫止痒的功效。主治手癣、脚湿气等症。

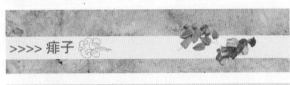

>>>> 痱子

豆薯子酒 ▼

【药材配方】

豆薯子50克

75%乙醇250毫升

制作方法

❶ 将豆薯子下锅炒黄后捣成粗粉，放入容器中；❷ 将乙醇倒入容器中，与药材充分混合；❸ 将容器中的药酒密封浸泡2天后取出；❹ 过滤去渣后，取药液使用。

【使用方法】外敷。每日2次，每次20分钟，连用3周。蘸后湿敷患处。
【贮藏方法】放在干燥阴凉避光处保存。
【注意事项】切勿内服。

功能效用

豆薯子能够解酒消毒、降低血压。此款药酒具有散风活络、去痱止痒的功效。主治痱子。

二黄冰片酒

药材配方

黄连10克　　生大黄12克　　冰片8克　　60度白酒300毫升

制作方法

❶ 将黄连、生大黄分别捣碎，放入容器中；❷ 将冰片倒入容器中，与药粉充分混合；❸ 将白酒倒入容器中，与药粉充分混合；❹ 密封浸泡约7天，取药液使用。

【使用方法】外敷。每日3～5次。用棉球蘸药酒擦于患病处。

【贮藏方法】放在干燥阴凉避光处保存。

【注意事项】脾胃虚寒者忌用；枯燥伤津者、阴虚津伤者慎用。

功能效用

黄连具有清热祛湿、泻火解毒的功效；生大黄具有清热祛湿、泻火解毒、活血化瘀的功效。此款药酒具有消炎解毒、去痱止痒的功效。主治痱子、疮疖等症。

🍶 地龙酊 ▼

药材配方

鲜地龙60克   生茶叶20克   75%乙醇400毫升

制作方法

❶ 将鲜地龙、生茶叶放入容器中；❷ 将乙醇倒入容器中，与药材充分混合；❸ 密封浸泡约7天；❹ 过滤去渣后取药液使用。

【使用方法】外敷。每日3～4次。倒少许于手心，揉擦患病处。
【贮藏方法】放在干燥阴凉避光处保存。
【注意事项】阳气虚损、脾胃虚弱、血虚不能濡养筋脉者慎用。

功能效用

鲜地龙具有清热息风、疏经活络、利尿通淋的功效；生茶叶具有清热下火的功效。此款药酒具有散风活络、消炎解毒、去痱止痒的功效。主治痱子。

苦黄酊 ▼

药材配方

 苦参40克　　 黄连20克　　 生大黄40克　　 黄芩20克

 白芷30克　　 丝瓜叶40克　　 冰片20克　　 75%乙醇600毫升

制作方法

❶ 除冰片外，其余诸药捣碎，入容器；❷ 加乙醇，密封浸泡2～3天；❸ 将冰片捣碎，放入容器中，待其溶化后取药液使用。

【使用方法】外敷。每日3次。用棉球蘸药酒擦干患病处。
【贮藏方法】放在干燥阴凉避光处保存。
【注意事项】脾胃虚寒者忌用。

功能效用

黄连具有清热祛湿、泻火解毒的功效。此款药酒具有消炎解毒、去痱止痒的功效。主治痱子、暑天疖肿。

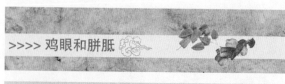

>>>> 鸡眼和胼胝

酒 补骨脂酊 ▼

药材配方

补骨脂150克

乙醇500毫升

制作方法

❶ 将补骨脂捣碎，放入容器中；❷ 将乙醇倒入容器中，与药材充分混合；❸ 密封浸泡约7天；❹ 过滤去渣，用小瓶分装，取药液使用。

【使用方法】外敷。每日1次。温水清洗患处，先刮掉厚皮再蘸药酒涂抹晾干。患病处发黑、发软后，继续涂抹，使其自行脱落。

【贮藏方法】放在干燥阴凉避光处保存。

【注意事项】用前摇几下，使药液均匀；用后密封，防止挥发。

功能效用

此款药酒具有活血通络、润肤止痒的功效。主治鸡眼、白癜风、扁平疣、斑秃、瘙痒等症。

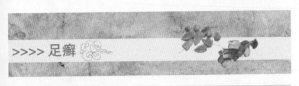

>>>> 足癣

白杨皮酒 ▼

【药材配方】

白杨皮100克　　　　白酒1升

制作方法

❶ 将白杨皮切成薄片，放入容器中；❷ 将白酒倒入容器中，与药材充分混合；❸ 密封浸泡约7天；❹ 取药液服用。

【使用方法】口服。每日2~3次，每次20~30毫升。
【贮藏方法】放在干燥阴凉避光处保存。

功能效用

白杨皮具有散风去痛、活血化瘀、消痰止痒的功效。此款药酒具有杀虫解毒、清热利水的功效。主治风毒脚气、腹中痰癖如石。

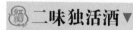

二味独活酒 ▼

药材配方

制附子300克

独活300克

白酒4升

制作方法

❶ 将制附子、独活分别研磨成细粉，放入布袋中，然后将此布袋放入容器中；❷ 将白酒倒入容器中，浸没布袋；❸ 密封浸泡约7天；❹ 过滤去渣取药液服用。

【使用方法】口服。酌量服用，量由小增多，常令酒气相伴。

【贮藏方法】放在干燥阴凉避光处保存。

【注意事项】孕妇忌服；忌半夏、天花粉、贝母、白蔹、白及共用。

功能效用

制附子具有回阳救逆、补火壮阳、散风祛湿的功效。此款药酒具有活血通络、舒筋驱寒、温经祛湿的功效。主治足癣。

黑豆酒▼

药材配方

黑豆750克　　白芷90克　　薏苡仁180克　　黄酒4500毫升

制作方法

❶ 将黑豆翻炒，与白芷、薏苡仁分别捣碎，放入容器中；❷ 将黄酒倒入容器中，与药材充分混合；❸ 密封浸泡约7天，过滤去渣后取药液服用；❹ 或隔水加热，浸渍12小时后取药液服用。

【使用方法】口服。酌量服用，常令酒气相伴。
【贮藏方法】放在干燥阴凉避光处保存。
【注意事项】儿童勿过食。

功能效用

黑豆具有降低胆固醇、补肾益脾的功效；白芷有祛病除湿、排脓生肌、活血止痛功效，并有抗微生物和抗炎作用；薏苡仁对脚气有较好的疗效。三者共同制成的药酒具有利水杀虫、温经散风、活血通络的功效。主治足癣、头晕目眩、抽筋疼痛、小便不畅等症。

萆薢茱萸酒 ▼

药材配方

侧子75克

白术30克

独活90克

生姜75克

磁石250克

丹参90克

人参30克

牛膝90克

防风60克

茯苓60克

五加皮15克

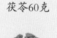
川椒7.5克

当归30克

天雄30克

细辛30克

川芎30克

萆薢150克

生茱萸150克

石斛250克

生地黄150克

茵芋7.5克

薏苡仁15克

桂心30克

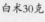
白酒5升

制作方法

❶ 将独活、茵芋做炙处理；

❷ 将侧子、天雄、独活、茵芋、磁石、丹参、人参、牛膝、石斛、萆薢、生茱萸、生地黄、防风、茯苓、五加皮、薏苡仁、桂心、川芎、当归、白术、细辛、川椒、生姜分别捣碎，放入纱布袋中，然后将此纱布袋放入容器中；

❸ 将白酒倒入容器中，浸没纱布袋；

❹ 将容器中的药酒密封浸泡约7天；

❺ 过滤去渣后取药液服用。

【使用方法】口服。每日2~3次，每次10毫升。
【贮藏方法】放在干燥阴凉避光处保存。
【注意事项】忌食猪肉、冷水、醋物、葱、桃子、李子、雀肉、生菜、芜荑等。

功能效用

　　萆薢具有祛湿去浊、散风通痹的功效；生茱萸具有杀虫消毒、驱寒散风的功效；天雄具有填精补虚的功效；独活具有散风祛湿、驱寒止痛的功效；生姜具有发汗解表、温中止呕、润肺止咳的功效。此款药酒具有理气祛湿、温经驱寒的功效。主治足癣。

崔氏侧子酒 ▼

药材配方

 前胡240克

 细辛120克

 五味子240克

 山茱萸240克

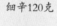 茯苓480克

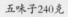 独活180克

 秦艽180克

 炙甘草180克

 黄芩180克

 薏苡仁260克

 桂心120克

 川芎120克

 紫苏茎2把

 干姜180克

 磁石480克

 石斛480克

 侧子240克

 丹参180克

 防己180克

 防风180克

 白术240克

 当归180克

 川椒120克

 白酒8升

制作方法

❶ 将侧子炮制后，去掉皮、脐；

❷ 将侧子、丹参、前胡、细辛、五味子、山茱萸、白术、石斛、当归、茯苓、独活、秦艽、炙甘草、防己、防风、黄芩、薏苡仁、桂心、川芎、川椒、磁石、紫苏茎、干姜分别切成薄片或捣碎，放入纱布袋中，然后将此纱布袋放入容器中；

❸ 加入白酒；

❹ 密封浸泡约15天；

❺ 过滤去渣后取药液服用。

【使用方法】空腹温服。每日2次，初每次40毫升，逐增至90毫升。

【贮藏方法】放在干燥阴凉避光处保存。

【注意事项】慎食生冷、猪肉、蒜；忌食海藻、白菜、桃子、李子、雀肉、生菜、葱、醋物等。

功能效用

丹参具有活血通络、凉血消肿、静心除烦的功效；前胡具有散风清热、理气化痰的功效；细辛具有清热利尿、止痛镇静的功效；五味子具有敛肺养肾、收汗涩精的功效。此款药酒具有驱寒除湿、温经散风、活血通络的功效。主治足癣。

独活浸酒方 ▼

药材配方

独活180克　　生地黄180克　　桂心60克

海桐皮120克　　大麻仁200克　　生黑豆皮200克　　白酒6升

制作方法

❶ 将诸药材捣碎，放入纱布袋中，再放入容器中；❷ 加白酒密封浸泡约7天，过滤去渣后取药液服用。

【使用方法】口服。酌量，常令酒气相续。
【贮藏方法】放在干燥阴凉避光处保存。
【注意事项】脾胃有湿邪者、阳虚者忌服。

功能效用

独活具有散风祛湿、驱寒止痛的功效。此款药酒具有清热祛湿、温经散寒、活血通络的功效。主治脚气、热毒火盛、脾肺虚热等症。

茵陈酒

药材配方

冰糖100克

白术34.4克

茵陈母子酒2升

法半夏34克

65度白酒3.5升

制作方法

❶ 将茵陈母子酒、法半夏、白术、冰糖、白酒放入容器中；❷ 待冰糖溶化后取出药材；❸ 将药材倒入缸内；❹ 密封浸泡约半年，过滤去渣后取药液服用。

【使用方法】口服。每日2次，每次15毫升。

【贮藏方法】放在干燥阴凉避光处保存。

【注意事项】非因湿热引起的发黄忌服。

功能效用

此款药酒具有清热解毒、活血通络、舒筋祛湿的功效。主治脚气、因湿热引起的关节痛、脘腹痞满、皮肤瘙痒、小便不畅。

牛膝酒方 ▼

药材配方

丹参120克

当归90克

杜仲120克

侧子120克

秦艽90克

连翘120克

防风90克

细辛90克

薏苡仁90克

川芎90克

白术90克

茵芋90克

独活90克

川椒90克

山茱萸120克

五加皮150克

石斛120克

炮姜60克

牛膝120克

桂心90克

白酒9升

📖 制作方法

❶ 将茵芋、五加皮做炙处理；将侧子炮制；

❷ 将牛膝、丹参、当归、杜仲、侧子、石斛、山茱萸、秦艽、连翘、防风、细辛、独活、桂心、薏苡仁、川芎、白术、茵芋、五加皮、川椒、炮姜研磨为粗粉，放入纱布袋中，然后将此纱布袋放入容器中；

❸ 将白酒倒入容器中，与诸药材充分混合；

❹ 密封浸泡约7天；

❺ 过滤去渣后取药液服用。

【使用方法】口服。每日2～3次，起初每次10毫升，逐渐增量。

【贮藏方法】放在干燥阴凉避光处保存。

【注意事项】对容易目晕头眩者，效果甚佳。

🏵 功能效用

牛膝具有补肝益肾、强筋健骨、活血舒经、利尿通淋的功效；丹参具有活血通络、凉血消肿、静心除烦的功效；当归具有补血活血、调经止痛、润燥滑肠的功效；杜仲具有强筋壮骨、降低血压的功效。此款药酒具有温经散风、活血通络的功效。主治脚气湿痹、脚弱不声。

苦参黄柏酒▼

药材配方

苦参100克　　　黄柏100克　　　白酒1升

制作方法

❶ 将苦参切成薄片，放入容器中；❷ 将黄柏捣碎，放入容器中；❸ 将白酒倒入容器中，与药材充分混合；❹ 密封浸泡10天，过滤去渣后取药液使用。

【使用方法】外敷。每日3～4次，将患病处浸入温水中。
【贮藏方法】放在干燥阴凉避光处保存。
【注意事项】脾胃虚寒者忌用。

功能效用

　　苦参具有清热祛湿、杀虫利尿的功效；黄柏具有清热祛湿、降火除蒸、解毒疗疮的功效。此款药酒具有清热解毒、清燥祛湿的功效。主治脚气、肿痛欲脱等症。

枳壳豆酒方 ▼

药材配方

生地黄2千克　　枳壳400克　　黑豆500克　　白酒40升

制作方法

❶ 将枳壳去瓤切薄片，生地黄、黑豆切成薄片研粗粉，过目筛后放入纱布袋中，然后将此纱布袋放入容器中；❷ 将白酒倒入容器中，浸没纱布袋；❸ 密封浸泡3天，过滤去渣后取药液服用。

【使用方法】口服。酌量服药酒，再服漏芦丸，后用白蔹汤洗患处。
【贮藏方法】放在干燥阴凉避光处保存。
【注意事项】脾胃有湿邪者、阳虚者忌服。

功能效用

枳壳具有抗病原微生物作用；生地黄有清热凉血功效。此款药酒具有舒活腰脚、顺肠和胃、清热解毒的功效。主治脚气肿满生疮、积年不瘥、饮酒壅滞、散在腠理、风痒疥癣、毒气下注。

石斛独活酒 ▼

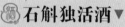

药材配方

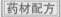
石斛60克

独活120克

侧子120克

丹参20克

当归60克

白术60克

威灵仙60克

赤茯苓20克

黄芩20克

汉防己20克

薏苡仁100克

桂心20克

秦艽60克

淫羊藿20克

细辛30克

紫苏茎60克

川椒30克

黑豆60克

川芎20克

防风20克

白酒600毫升

🔷 制作方法

❶ 将侧子炮制后，去掉皮、脐；

❷ 将紫苏去掉茎、叶；

❸ 将黑豆炒香；

❹ 将侧子、独活、丹参、石斛、秦艽、细辛、当归、白术、威灵仙、赤茯苓、淫羊藿、防风、黄芩、汉防己、桂心、薏苡仁、紫苏茎、川芎、川椒、黑豆分别捣碎，放入纱布袋中，然后将此纱布袋放入容器中；

❺ 加入白酒，密封浸泡约7天；

❻ 过滤去渣后取药液服用。

【使用方法】口服。酌量服用，饭前服。

【贮藏方法】放在干燥阴凉避光处保存。

【注意事项】阴虚阳盛者、孕妇忌服。

🔷 功能效用

石斛具有健胃生津、滋阴清热的功效；独活具有散风祛湿、驱寒止痛的功效；丹参具有活血化瘀、消肿止痛的功效；秦艽具有散风祛湿、舒筋活络、清热补虚的功效。此款药酒具有温经散寒、散风祛湿、活血通络的功效。主治足癣、缓弱乏力。

蒜酒方 ▼

药材配方

蒜1千克　　桃仁500克　　香豉500克　　白酒5升

制作方法

❶ 将蒜去心翻炒，桃仁去皮仁翻炒，香豉翻炒，然后放入纱布袋中，将此纱布袋放入容器中；❷ 将白酒倒入容器中，浸没纱布袋；❸ 密封浸泡，春夏季3天，秋冬季7天；❹ 过滤去渣后取药液服用。

【使用方法】口服。每日3次，初100毫升，逐增至200毫升。常令酒气相伴。

【贮藏方法】放在干燥阴凉避光处保存。

功能效用

蒜具有温中和胃、消食理气的功效；香豉具有和胃除烦、解腥杀毒、祛寒散热的功效；桃仁有较好的抗炎作用。此款药酒具有清热解毒的功效。主治足癣。

三味牛膝酒方 ▼

药材配方

生地黄12克　　牛膝12克　　虎骨12克　　白酒适量

制作方法

❶ 先将生地黄净洗控干晒两日，与牛膝、虎骨分别捣烂，用纸裹住，以黄泥加固；❷ 用火炙药团，控制火候，勿令黄泥干裂；❸ 将药团烤至黄泥干固，用灰火炙半天，再以炭火烧之；❹ 将药团待冷，去掉黄泥、纸，捣为散粉状。

【使用方法】口服。每次50克，加白酒500毫升煮至七成，饭前服。

【贮藏方法】放在干燥阴凉避光处保存。

【注意事项】脾胃有湿邪者、阳虚者忌服。

功能效用

生地黄具有清热生津、滋阴补血的功效。此款药酒具有强身健体、祛湿止泻的功效。主治少腹滞痛、腰膝水肿、足趾冰冷、筋骨乏力。

酒 石斛浸酒方▼

药材配方

 石斛150克
 丹参150克
 秦艽120克
 杜仲60克

 茵芋150克
 侧子120克
 山茱萸120克
 桂心90克

 独活90克
 黄芪90克
 牛膝120克
 薏苡仁100克

 五加皮150克
 川芎90克
 白前90克
 炮姜60克

 当归90克
 钟乳粉240克
 陈皮60克
 川椒90克
 白酒9升

制作方法

❶ 将侧子炮制；

❷ 将石斛、丹参、秦艽、杜仲、五加皮、茵芋、侧子、山茱萸、桂心、川芎、独活、黄芪、牛膝、薏苡仁、白前、当归、钟乳粉、陈皮、川椒、炮姜放入纱布袋中，然后将此纱布袋放入容器中；

❸ 将白酒倒入容器中，浸没纱布袋；

❹ 密封浸泡约7天；

❺ 过滤去渣后取药液服用。

【使用方法】空腹口服。每日3次，每次10～15毫升。用温水服。

【贮藏方法】放在干燥阴凉避光处保存。

【注意事项】勿与藜芦共用；孕妇、无瘀血者慎服。

功能效用

石斛具有健胃生津、滋阴清热的功效；独活具有散风祛湿、驱寒止痛的功效；丹参具有活血化瘀、消肿止痛的功效；秦艽具有散风祛湿、舒筋活络、清热补虚的功效；杜仲具有强筋壮骨、降低血压的功效。此款药酒具有温经散寒、散风祛湿、活血通络、理气化痰的功效。主治脚气肿满、行走不能。

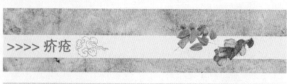

>>>> 疥疮

🍶 白藓酊 ▼

药材配方

百部100克　　白藓皮100克　　75%乙醇500毫升

📋 制作方法

❶ 将百部、白藓皮研细，放入瓶中；❷ 将白酒倒入容器中，与药粉充分混合；❸ 将药液摇晃均匀；❹ 取药液使用。

【使用方法】外敷。用周林频谱治疗仪调至离皮肤30厘米处，依皮肤能耐受热度照射40分钟，同时反复涂擦药酒，1周1个疗程。

【贮藏方法】放在干燥阴凉避光处保存。

功能效用

百部具有润肺止咳、杀虫灭虱的功效；白藓皮具有清热燥湿、散风解毒的功效。此款药酒具有清热解毒、祛湿止痒的功效。主治疥疮等症。

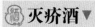灭疥酒▼

药材配方

樟脑2克

雄黄12克

硫黄100克

白酒1升

制作方法

❶ 将雄黄、硫黄、樟脑分别研磨成极细粉，放入瓶中；❷ 将白酒倒入容器中，与药粉充分混合；❸ 将混合药液摇晃均匀；❹ 取药液使用。

【使用方法】外敷。每日数次，持续20天，睡前蘸药酒擦于患病处。

【贮藏方法】放在干燥阴凉避光处保存。

【注意事项】①药酒有毒，切勿口服；②孕妇忌用。

功能效用

樟脑性温、味辛，功能通窍辟秽、温中止痛、利湿杀虫，外用可治疥藓；雄黄具有解毒杀虫，祛湿化痰的功效；硫黄具有杀虫、壮阳的功效。三者共制药酒具有清热解毒、杀虫止痒的功效。主治疥疮。

苦参酒 ▼

药材配方

刺猬皮3个　　露蜂房45克

苦参300克　　黍米4500克　　酒曲450克

制作方法

❶ 将刺猬皮炙处理，与苦参、露蜂房分别研磨成粗粉，用5升水熬煮至1500毫升；❷ 将药材过滤取药汁，将黍米煮熟凉凉；❸ 浸渍酒曲，与煮熟的黍米一起拌匀，放入容器中，按常法酿酒；❹ 待酒熟后，过滤去渣后取药液服用。

【使用方法】口服。每日2～3次，每次10毫升。用温水于饭前服。

【贮藏方法】放在干燥阴凉避光处保存。

【注意事项】脾胃虚寒者忌服。

功能效用

此款药酒具有清热解毒、祛湿止痒的功效。主治疥疮、阴门瘙痒、癫疮等症。

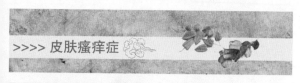

>>>> 皮肤瘙痒症

百部酊 ▼

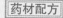 药材配方

百部草1200克

75%乙醇2.4升

制作方法

❶ 将百部草放入容器中；❷ 将乙醇倒入容器中，与药材充分混合；❸ 将容器中的药酒密封浸泡约30天后取出；❹ 过滤去渣后取药液使用。

【使用方法】外敷。每日2～3次，用棉球蘸后擦于患病处。
【贮藏方法】放在干燥阴凉避光处保存。

功能效用

百部草具有温润肺气、止咳杀虫的功效。此款药酒具有杀虫止痒的功效。主治瘙痒性皮肤病、阴门瘙痒、体虱、阴虱、疥疮等症。

活血止痒酒▼

药材配方

防风40克　　何首乌120克

蝉蜕60克　　丹参120克　　黄酒1.2升

制作方法

❶ 将蝉蜕、丹参、何首乌、防风放入容器中；❷ 将黄酒倒入容器中，与诸药材充分混合；❸ 将容器上火熬煮至总量为半；❹ 过滤去渣后取药液服用。

【使用方法】口服。每日60毫升，分2次服用。
【贮藏方法】放在干燥阴凉避光处保存。
【注意事项】孕妇慎服。

功能效用

蝉蜕具有散风清热、利咽透疹、退翳解痉的功效；丹参具有活血化瘀、消肿止痛的功效。此款药酒具有活血散风、杀虫止痒的功效。主治血虚型瘙痒性皮肤病。

蝉蜕藓皮酒 ▼

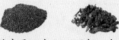

蛇床子90克　　百部90克

蝉蜕90克　　白藓皮90克　　白酒1.5升

制作方法

❶ 将蝉蜕、白藓皮、百部、蛇床子分别捣碎，放入容器中；❷ 将白酒倒入容器中，与药粉充分混合；❸ 将容器中的药酒密封浸泡10天后取出；❹ 过滤去渣后，取药液使用。

【使用方法】外敷。每日数次，用棉球蘸后擦于患病处。

【贮藏方法】放在干燥阴凉避光处保存。

【注意事项】孕妇慎用。

功能效用

白藓皮具有清热燥湿、散风解毒的功效；百部具有杀虫灭虱的功效。此款药酒具有散风驱寒、杀虫止痒的功效。主治瘙痒性皮肤病。

枳壳浸酒 ▼

药材配方

 独活60克

 松叶250克

 丹参75克

 枳壳75克

 秦艽60克

 肉苁蓉60克

 米酒2.5升

制作方法

❶ 将枳壳、秦艽、肉苁蓉、丹参、独活、松叶分别捣碎,入纱布袋再入容器;❷ 加入米酒,密封浸泡7天,经常摇动,去渣后取药液服用。

【使用方法】口服。每日2～3次,每次30～50毫升,用温水服。

【贮藏方法】放在干燥阴凉避光处保存。

【注意事项】脾胃虚弱者、孕妇慎服。

功能效用

独活能祛风、散寒、止痛;秦艽有一定的抗炎、抗菌效果;枳壳具有理气行痰、消积除胀的功效。此款药酒具有活血益气、散风通络的功效。主治皮肤瘙痒等症。

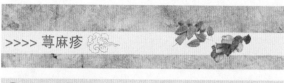

>>>> 荨麻疹

🍶小白菜酒▼

药材配方

小白菜300克

白酒100毫升

制作方法

❶ 将小白菜洗净晾干，放入合适的容器中；❷ 将白酒倒入容器中，浸没小白菜；❸ 将容器里的药酒密封浸泡1天后取出；❹ 取小白菜使用。

【使用方法】外敷。早、晚各1次，每次5分钟，将小白菜放在患处轻轻搓揉。
【贮藏方法】放在干燥阴凉避光处保存。

功能效用

小白菜具有促进血液循环、益肾固元、润肠和胃的功效。此款药酒具有杀虫止痒、消毒清热的功效。适用于手足癣、荨麻疹等症。

🍶 独活肤子酒 ▼

药材配方

地肤子100克　　独活100克　　当归100克　　白酒1升

制作方法

❶ 将地肤子、独活、当归分别研磨成粗粉，放入容器中；❷ 将白酒倒入容器中，与诸药粉充分混合；❸ 将药材熬煮至沸腾，取下凉凉；❹ 过滤去渣后取药液服用。

【使用方法】口服。空腹口服。每日3次，每次10～15毫升。

【贮藏方法】放在干燥阴凉避光处保存。

【注意事项】阴虚血燥者慎服。

功能效用

　　地肤子具有清热祛湿、散风止痒的功效；独活具有散风祛湿、驱寒止痛的功效。此款药酒具有活血通络、清热解毒、祛风透疹的功效。主治荨麻疹。

碧桃酒 ▼

药材配方

鱼腥草120克

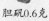
胆矾0.6克

冰片6克

薄荷水6克

桃叶1千克

白酒1升

制作方法

① 将桃叶、鱼腥草洗净切成薄片，放入容器中；② 将胆矾捣碎，放入容器中；③ 按渗漉法，收集渗滤液2升；④ 加入冰片、薄荷水，待其溶解后过滤去渣，取药液使用。

【使用方法】外敷。每日数次，用棉球蘸后擦于患病处。
【贮藏方法】放在干燥阴凉避光处保存。
【注意事项】虚寒症者、阴性外疡者忌服。

功能效用

桃叶具有清热解毒、杀虫止痒的功效。此款药酒具有清热解毒、祛风透疹、杀虫止痒的功效。主治荨麻疹等症。

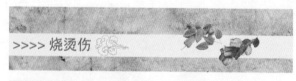

>>>>> 烧烫伤

🍶 鸡蛋清外涂酒 ▼

【药材配方】

鸡蛋6个

白酒20毫升

🔹 制作方法 ▶

❶ 将鸡蛋打碎，取鸡蛋清，放入容器中；❷ 将白酒倒入容器中，与鸡蛋清搅拌均匀；❸ 加入水适量，炖至五成熟；❹ 搅拌炖品至糊状，凉凉后取药液使用。

【使用方法】外敷。每日数次，取些许敷于烧伤面。
【贮藏方法】放在干燥阴凉避光处保存。

🔹 功能效用 ▶

鸡蛋具有清热止痢、静心安神的功效，其鸡蛋清具有润肺利咽、清热解毒的功效。此款药酒具有清热杀菌、消肿止痛的功效。主治轻微烧烫伤。

复方虎杖酒精液

药材配方

当归25克　　紫草20克　　生白芷20克　　95%乙醇200毫升

制作方法

❶ 将当归、紫草、生白芷装入大口瓶中；❷ 将乙醇倒入大口瓶中，与诸药材充分混合；❸ 将广口瓶中的药酒密封浸泡1天后取出；❹ 过滤去渣后，取药液使用。

【使用方法】外敷。每日5次，用棉棒蘸药液后贴于烧伤面。

【贮藏方法】放在干燥阴凉避光处保存。

【注意事项】①热盛出血者忌用；②湿盛中满、大便溏泻者慎用。

功能效用

当归具有补血活血、调经止痛、润燥滑肠的功效；紫草具有凉血活血、解毒透疹的功效。此款药酒具有清热解毒、消炎止痛的功效。主治烧伤。

🍶复方儿茶酊▼

药材配方

冰片150克

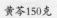
黄芩150克

孩儿茶150克

黄柏150克

80度白酒1.5升

制作方法

❶ 将孩儿茶、黄柏、黄芩分别研磨成细粉，放入容器中；❷ 将冰片加入容器中；❸ 将白酒倒入容器中，与诸药材充分混合，密封浸泡3天；❹ 过滤去渣后取药液使用。

【使用方法】外敷。用0.1%新洁尔灭液除污物后，用0.9%生理盐水冲洗，再涂抹患处。初每3小时1次，药痂形成后每日喷药酊2次。

【贮藏方法】放在干燥阴凉避光处保存。

【注意事项】治疗期2小时翻身一次，以避免烧伤面受压。

功能效用

清热解毒，活血消炎，止痛收敛。主治烧烫伤。

復方五加皮酊 ▼

药材配方

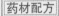

冰片60克

紫草190克

五加皮300克

薄荷油190克

80%乙醇16升

制作方法

❶ 将五加皮、紫草捣碎，放入容器中；❷ 加入乙醇，密封浸泡2天后过滤，留渣；❸ 取滤液于容器中，加入冰片、薄荷油；❹ 待药材与滤液溶解，搅拌均匀后取药液使用。

【使用方法】外敷。每日5次，每次喷10下。清洁后喷洒药液于患处。
【贮藏方法】放在干燥阴凉避光处保存。
【注意事项】阴虚火旺者慎用。

功能效用

五加皮具有预防肿瘤、抵抗疲劳、降低血液黏度、防止动脉粥样硬化形成的功效。此款药酒具有活血、抗感染的功效。主治烧伤、重度烧伤。

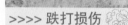

>>>> 跌打损伤

苏木行瘀酒 ▼

【药材配方】

苏木140克

清水1升

白酒1升

制作方法

❶ 将苏木研细，放入容器中；❷ 将清水、白酒倒入容器中，与药材充分混合；❸ 将容器上火，用文火熬煮至1升；❹ 过滤去渣后，取药液服用。

【使用方法】空腹口服。早、中、晚各1次，1剂分3份，睡前服用。
【贮藏方法】放在干燥阴凉避光处保存。
【注意事项】孕妇忌服。

功能效用

苏木具有活血祛痰、散风止痛的功效。此款药酒具有活血消炎、止痛消肿的功效。主治跌打损伤、肿痛。

闪挫止痛酒 ▼

药材配方

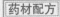 川芎6克  红花3.6克

 茜草3克 威灵仙3克 当归12克 白酒适量

制作方法

❶ 将当归、川芎、红花、茜草、威灵仙放入容器中；❷ 将白酒倒入容器中，与诸药材充分混合；❸ 将容器中的药材，用文火熬煮至熟；❹ 过滤，留渣，取药液服用。

【使用方法】口服。1次服尽，药渣外用敷于患病处，以愈为度。
【贮藏方法】放在干燥阴凉避光处保存。
【注意事项】①热盛出血患者忌服；②湿盛中满、大便溏泻者慎服。

功能效用

此款药酒具有活血化瘀、散风消炎、止痛消肿的功效。主治跌打损伤、肿痛、闪挫伤、功能性活动障碍等症。

风伤擦剂▼

药材配方

生川乌30克

生草乌30克

生半夏30克

生南星30克

川芎30克

当归尾30克

桃仁40克

白芷40克

乳香40克

没药40克

木瓜40克

肉桂20克

樟脑40克

川椒24克

水杨酸甲酯
（冬青油）适量

泽兰30克

草红花30克

威灵仙40克

75%乙醇3升

制作方法

❶ 将樟脑研末；

❷ 将生川乌、生草乌、生半夏、生南星、草红花、川芎、当归尾、桃仁、白芷、威灵仙、乳香、没药、木瓜、肉桂、泽兰、川椒分别研粗，放入容器中；

❸ 将乙醇倒入容器中，密封浸泡30天；

❹ 加入樟脑粉、水杨酸甲酯（冬青油）搅拌溶化；

❺ 过滤去渣后，取药液使用。

【使用方法】外敷。每日3～4次，用棉球蘸药酒擦于患病处，以愈为度。

【贮藏方法】放在干燥阴凉避光处保存。

【注意事项】①切勿口服；②孕妇忌用。

功能效用

生川乌具有散风祛湿、温经止痛的功效；生草乌具有散风除湿、活血温经、清热止痛的功效；生半夏具有祛湿化痰、降逆止呕、消痞散结的功效；白芷能祛风湿、活血排脓、生肌止痛。此款药酒具有活血化瘀、消炎止痛的功效。主治跌打损伤、筋肉肿痛等症。

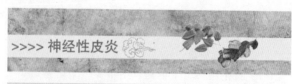

>>>> 神经性皮炎

红花酊 ▼

药材配方

红花20克　　樟脑20克　　冰片20克　　白酒1升

制作方法

❶ 将红花、樟脑、冰片放入容器；❷ 将白酒倒入容器中，与诸药材充分混合；❸ 将容器中的药酒密封浸泡约7天后取出；❹ 过滤去渣后取药液使用。

【使用方法】外敷。每日 3 ~ 4 次，用棉球蘸药酒擦于患病处。

【贮藏方法】放在干燥阴凉避光处保存。

【注意事项】①皮损流水者忌用；②治疗期禁烟禁酒，起居规律。

功能效用

此款药酒具有活血祛湿、杀虫止痒的功效。主治神经性皮炎、慢性皮炎、皮肤瘙痒、湿疹等症。

外擦药酒方 ▼

药材配方

 白及30克　 斑蝥20个

 雄黄30克　 硫黄30克　轻粉适量　 75%乙醇400毫升

制作方法

❶ 将雄黄、硫黄、斑蝥、白及、轻粉分别研磨成细粉，放入容器中；❷ 将乙醇倒入容器中，与诸药粉充分混合；❸ 将容器中的药酒密封浸泡约7天后取出；❹ 过滤去渣后，取药液使用。

【使用方法】外敷。每日2～3次，用棉球蘸后擦干患病处。

【贮藏方法】放在干燥阴凉避光处保存。

【注意事项】阴亏血虚者、孕妇忌用。

功能效用

雄黄具有解毒杀虫、祛湿化痰的功效；硫黄具有杀虫、壮阳的功效。此款药酒具有清热解毒、活血祛风、杀虫止痒的功效。主治神经性皮炎。

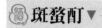

斑蝥酊 ▼

药材配方

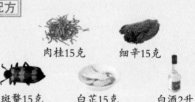

肉桂15克　　细辛15克

斑蝥15克　　白芷15克　　白酒2升

制作方法

❶ 将斑蝥、白芷、细辛、肉桂分别研磨成粉末状，放入容器中；❷ 将白酒倒入容器中，与诸药材充分混合；❸ 将容器里的药酒密封浸泡2天后取出；❹ 过滤去渣后，取药液使用。

【使用方法】外敷。每日2～3次，用棉球蘸后擦于患病处。

【贮藏方法】放在干燥阴凉避光处保存。

【注意事项】斑蝥有大毒，内服需谨慎。

功能效用

白芷具有散风驱寒、通窍止痛、消肿排脓、燥湿止带的功效。此款药酒具有破血逐瘀、散结止痛、消炎止痒的功效。主治神经性皮炎、各类顽癣等症。

复方斑蝥酒 ▼

药材配方

斑蝥18克

徐长卿45克

大蒜头6个

花椒36克

冰片18克

45%乙醇1.5升

制作方法

❶ 将斑蝥、徐长卿、大蒜头、花椒、冰片分别捣碎，放入容器中；❷ 将白酒倒入容器中，与诸药粉充分混合；❸ 将容器中的药酒密封浸泡约7天后取出；❹ 过滤去渣后取药液使用。

【使用方法】外敷。每日2～3次，用棉球蘸药酒擦于患病处。

【贮藏方法】放在干燥阴凉避光处保存。

【注意事项】若有水疱，先以甲紫溶液擦涂至水疱消失，再续用。

功能效用

此款药酒具有凉血活血、清热解毒、麻醉止痒的功效。主治神经性皮炎。

苦参酊 ▼

药材配方

苦参60克　　麝香0.4克

徐长卿60克　　白降丹适量　　95%乙醇260毫升

制作方法

❶ 将苦参、徐长卿放入容器中，加清水熬煮2次；❷ 将药液过滤去渣，浓缩至40～50毫升；❸ 加入乙醇，静置2天后过滤去渣；❹ 加入白降丹、麝香，搅拌均匀后取药液使用。

【使用方法】外敷。每日2～3次，用棉球蘸后擦于患病处。
【贮藏方法】放在干燥阴凉避光处保存。
【注意事项】脾胃虚寒者忌用。

功能效用

苦参具有清热祛湿、杀虫利尿的功效。此款药酒具有清热解毒、散风止痒、凉血止痛、活血化瘀、抗菌消炎的功效。主治神经性皮炎。

复方蛇床子酒

药材配方

蛇床子500克

苦参500克

白藓皮250克

防风250克

明矾250克

白酒8升

制作方法

❶ 将蛇床子、苦参、白藓皮、防风、明矾分别研磨成粗粉，放入容器中；❷ 加入白酒，密封浸泡约30天，每天搅拌1次；❸ 将药酒过滤取清液，压榨残渣取液；❹ 将清液、滤液混合，静置澄清，过滤后取药液使用。

【使用方法】外敷。每日2～3次，用棉球蘸后擦于患病处。

【贮藏方法】放在干燥阴凉避光处保存。

【注意事项】脾胃虚寒者忌用。

功能效用

此款药酒具有清热祛湿、杀虫止痒的功效。主治扁平疣、神经性皮炎、慢性湿疹、汗疹等症。

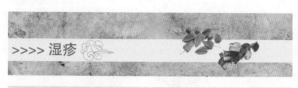

>>>> 湿疹

白藓皮酒 ▼

药材配方

白藓皮300克

白酒1升

制作方法

❶ 将白藓皮洗净后切成薄片，放入容器中；❷ 将白酒倒入容器中，与药片充分混合；❸ 密封浸泡约7天；❹ 过滤去渣后取药液使用。

【使用方法】①口服。每日3次，每次10毫升；②外敷。每日2～3次，用棉球蘸后擦于患病处。适用于皮肤病患者。
【贮藏方法】放在干燥阴凉避光处保存。

功能效用

白藓皮具有清热祛湿、散风解毒的功效。此款药酒具有清热解毒、散风祛湿的功效。主治湿疹、疥疮、各类顽癣、老年慢性支气管炎等症。

苦参百部酒

药材配方

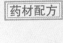

白鲜皮60克　　雄黄15克

苦参100克　　百部60克　　白酒1升

制作方法

❶ 将苦参、百部、雄黄、白鲜皮分别研磨成粗粉，放入容器中；❷ 将白酒倒入容器中，与诸药粉充分混合；❸ 将容器中的药酒密封浸泡7～10天后取出；❹ 取药液使用。

【使用方法】外敷。每日2～3次，用棉球蘸后擦于患病处。

【贮藏方法】放在干燥阴凉避光处保存。

【注意事项】脾胃虚寒者忌用。

功能效用

苦参具有清热祛湿、杀虫利尿的功效；百部具有润肺止咳、杀虫灭虱的功效。此款药酒具有清热祛湿、杀虫止痒的功效。主治湿疹等症。

黄柏地肤酒▼

药材配方

黄柏60克　　地肤子100克　　蛇床子40克　　白酒1升

制作方法

❶ 将黄柏、地肤子、蛇床子分别研磨成粗粉，放入容器中；❷ 将白酒倒入容器，与诸药粉充分混合；❸ 将容器中的药酒密封浸泡约15天后取出；❹ 取药液使用。

【使用方法】外敷。每日3次，用棉球蘸后擦于患病处。
【贮藏方法】放在干燥阴凉避光处保存。
【注意事项】脾虚泄泻，胃弱食少者忌用。

功能效用

黄柏具有清热祛湿、泻火除蒸、解毒疗疮的功效；地肤子能清热利湿、祛风止痒；蛇床子可祛风、杀虫。此款药酒具有清热解毒、散风祛湿、杀虫止痒的功效。主治湿疹、阴囊湿疹。

五子黄柏酒 ▼

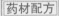

药材配方

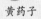

地肤子60克　　苍耳子60克　　黄药子

蛇床子60克　五倍子60克　黄柏300克　白酒1.5升

制作方法

❶ 将地肤子、苍耳子、蛇床子、黄药子、五倍子、黄柏分别研磨成粗粉，放入容器中；❷ 加入白酒，每天摇晃1次；❸ 密封浸泡约15天，取药液使用。

【使用方法】外敷。每日3次，用棉球蘸后擦于患病处。

【贮藏方法】放在干燥阴凉避光处保存。

【注意事项】脾虚泄泻，胃弱食少者忌用。

功能效用

此款药酒具有活血通络、清热祛湿、消肿止痛、散风止痒的功效。主治湿疹、阴囊湿疹。

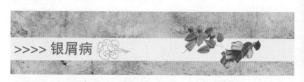

>>>> 银屑病

🍶 斑蝥百部酊 ▼

【药材配方】

槟榔200克

紫荆皮适量

斑蝥100克　　樟脑160克　生百部960克　60%乙醇适量

🍶 制作方法

❶ 将斑蝥、紫荆皮、生百部、槟榔分别研磨成粗粉，放入容器中；❷ 加入乙醇，密封浸泡7天，过滤去渣；❸ 加入樟脑，待其溶解；❹ 将乙醇加至6400毫升，混匀后取药液使用。

【使用方法】外敷。每日1～2次，用棉球蘸后擦于患病处。
【贮藏方法】放在干燥阴凉避光处保存。

🍶 功能效用

散风祛湿，杀虫止痒。主治牛皮癣。

264

牛皮癣酒▼

药材配方

 槟榔100克　 川椒100克　 10%苯甲酸适量

 斑蝥20克　 白及100克　 生百部100克　 白酒3升

制作方法

❶ 将白及、生百部、槟榔、川椒捣碎入渗漉器；❷ 将斑蝥研细再捣烂，置顶层加盖特制木孔板；❸ 加白酒密封浸泡7天，按渗漉法取渗源液、滤液；❹ 按比例加入苯甲酸，拌匀滤取药液。

【使用方法】外敷。每日2次，用棉球蘸后擦于患病处。
【贮藏方法】放在干燥阴凉避光处保存。
【注意事项】牛皮癣急性期者忌用。

功能效用

软坚散结，杀虫止痒。主治牛皮癣、手癣、足癣、神经性皮炎等症。

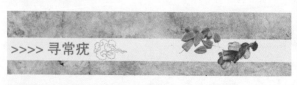

>>>> 寻常疣

洗疣酒 ▼

药材配方

苍耳子60克

75%乙醇200毫升

制作方法

❶ 将苍耳子捣碎，放入容器中；❷ 将乙醇倒入容器中，与药粉充分混合；❸ 将容器中的药酒密封浸泡约7天后取出；❹ 过滤去渣后取药液使用。

【使用方法】外敷。每日2～3次，用棉球蘸后擦于患病处。

【贮藏方法】放在干燥阴凉避光处保存。

【注意事项】对寻常疣在手足背多者，效果甚佳。

功能效用

苍耳子具有解表除汗、清热止痛、润肺滑肠的功效。此款药酒具有软化疣子的功效。主治寻常疣等症。

消疣液 ▼

药材配方

地肤子240克　蛇床子240克

青龙衣24克　土大黄1千克　海桐皮240克　高粱酒1升

制作方法

❶ 将海桐皮、地肤子、蛇床子、青龙衣、新鲜土大黄分别捣碎，放入容器中；❷ 加入高粱酒；❸ 密封浸泡30天取药液使用。

【使用方法】外敷。每日3次，每次5分钟，持续3～6周。用棉球蘸后于患病处稍用力擦拭。

【贮藏方法】放在干燥阴凉避光处保存。

【注意事项】切勿内服。

功能效用

海桐皮具有散风祛湿、通经活络、杀虫止痒的功效。此款药酒具有消炎止痛、散结去疣的功效。主治寻常疣。

骨碎补酒 ▼

药材配方

骨碎补40克　　70%乙醇200毫升

制作方法

❶ 将骨碎补捣碎，放入容器中；❷ 将乙醇倒入容器中，与药粉充分混合；❸ 将容器中的药酒密封浸泡2天后取出；❹ 过滤去渣后取药液使用。

【使用方法】外敷。早、晚各 1 次。用棉球蘸后擦于患病处，以愈为度。
【贮藏方法】放在干燥阴凉避光处保存。
【注意事项】阴虚者、无瘀血者慎用。

功能效用

乙醇是很好的消炎杀菌制剂；骨碎补具有补肾强骨、疗伤止痛的功效，适用于肾虚腰痛、耳鸣耳聋、跌扑骨折、斑秃、白癜风等症的治疗。此二者搭配制成的药酒具有腐蚀软疣的功效。主治传染性软疣。

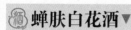 蝉肤白花酒 ▼

药材配方

白藓皮12克

红花2克

地肤子12克

蝉蜕6克

明矾12克

75%乙醇100毫升

制作方法

❶ 将蝉蜕、白藓皮、红花、地肤子、明矾分别捣碎,放入容器中;❷ 将乙醇倒入容器中,与诸药材充分混合;❸ 密封浸泡3天;❹ 过滤去渣后取药液使用。

【使用方法】外敷。每日5～6次,蘸后擦于患病处,以愈为度。

【贮藏方法】放在干燥阴凉避光处保存。

【注意事项】忌刺激性食物、化妆品。

功能效用

蝉蜕具有散风清热、利咽透疹、退翳解痉的功效;白藓皮具有清热燥湿、散风解毒的功效。此款药酒具有活血散风、杀菌去疣的功效。主治扁平疣。

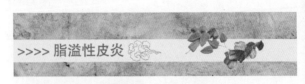

>>>> 脂溢性皮炎

皮炎液▼

药材配方

硫黄6克　枯矾2克　冰片5克　75%乙醇400毫升

制作方法

❶ 将硫黄、枯矾、冰片分别研磨成细粉，放入容器中；❷ 将乙醇倒入容器中，与药粉充分混合；❸ 将容器中的药酒密封浸泡1天后取出；❹ 过滤去渣后，取药液使用。

【使用方法】外敷。每日3次。轻摇药液，蘸后擦患处，以愈为度。
【贮藏方法】放在干燥阴凉避光处保存。
【注意事项】对头部脂溢性皮炎继发感染者，可加入明雄黄6克。

功能效用

解毒祛湿，杀虫止痒。主治脂溢性皮炎。

苦参百部酊 ▼

药材配方

 野菊花180克　 樟脑250克

 苦参620克　 百部180克　 白酒10升

制作方法

❶ 将苦参、百部、野菊花分别捣碎，放入容器中；❷ 将白酒倒入容器中，与药粉充分混合；❸ 密封浸泡约7天，过滤去渣，取清液；❹ 将樟脑研磨成粉末状，加入清液后拌匀，取药液使用。

【使用方法】外敷。每日1~2次。用棉球蘸后擦于患病处，以愈为度。

【贮藏方法】放在干燥阴凉避光处保存。

【注意事项】脾胃虚寒者忌用。

功能效用

苦参具有清热祛湿、杀虫利尿的功效；百部具有润肺止咳、杀虫灭虱的功效。此款药酒具有杀菌止痒的功效。主治脂溢性皮炎、桃花癣、玫瑰糠疹、皮肤瘙痒等症。

>>>> 斑秃、脱发

枸杞沉香酒 ▼

【药材配方】

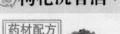

枸杞子30克　沉香30克　熟地黄30克　白酒500毫升

制作方法

❶ 将熟地黄、沉香、枸杞子分别捣碎，放入容器中；❷ 将白酒倒入容器中，与药粉充分混合；❸ 将容器中的药酒密封浸泡10天，经常摇动；❹ 过滤去渣后，取药液使用。

【使用方法】外敷。每日3次，用棉球蘸后擦于患病处，以愈为度。

【贮藏方法】放在干燥阴凉避光处保存。

【注意事项】外邪实热、脾虚有湿、泄泻者忌用。

功能效用

补肝养肾，益气活血。主治脱发、白发、健忘、不孕等症。

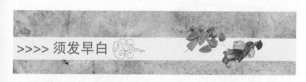

>>>> 须发早白

🍶 首乌当归酒 ▼

药材配方

熟地黄60克　何首乌60克　当归30克　白酒2升

🍶 制作方法

❶ 将何首乌、当归、熟地黄分别捣碎，放入纱布袋中，然后将此纱布袋放入容器中；❷ 将白酒倒入容器中，与诸药粉充分混合；❸ 密封浸泡14天，经常摇动；❹ 过滤去渣后，取药液服用。

【使用方法】口服。每日2次，每次10～15毫升。
【贮藏方法】放在干燥阴凉避光处保存。
【注意事项】大便溏薄者忌服。

🍶 功能效用

当归具有补血活血、温经止痛、润燥滑肠的功效。此款药酒具有补肝养肾、益气活血的功效。主治须发早白、腰酸、耳鸣、头晕等症。

酒 乌发益寿酒 ▼

药材配方

女贞子40克　　旱莲草30克　　黑桑葚30克　　白酒1升

制作方法

❶ 将女贞子、旱莲草、黑桑葚分别捣碎，放入容器中；❷ 将白酒倒入容器中，与诸药材充分混合；❸ 将容器中的药酒密封浸泡15天；❹ 过滤去渣后，取药液服用。

【使用方法】口服。每日2次，每次15～20毫升。
【贮藏方法】放在干燥阴凉避光处保存。
【注意事项】脾胃虚寒、肾阳不足者忌服。

功能效用

女贞子能益肝肾、清虚热，对须发早白有一定疗效；旱莲草具有收敛止血、补肝益肾的功效。此款药酒具有滋阴补肾、散风清热、乌须黑发的功效。主治须发早白、肝肾不足所致的头晕目眩、腰酸耳鸣、面容枯槁。

固本酒

药材配方

生地黄25克　　熟地黄25克　　天门冬25克

白茯苓25克　　人参25克　　麦门冬25克　　黄酒500毫升

制作方法

❶ 将生地黄、熟地黄、天门冬、麦门冬、白茯苓、人参分别捣碎，放入容器中；❷ 加黄酒密封浸泡3天，后用文武火煮沸至酒黑，服药液。

【服用方法】空腹口服。每日数次，每次不超过50毫升。

【贮藏方法】放在干燥阴凉避光处保存。

【注意事项】脾胃有湿邪及阳虚者忌服。

功能效用

生地黄具有清热生津、滋阴活血的功效。此款药酒具有美容养颜、乌须黑发的功效。主治须发早白、面容枯槁。

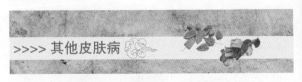

>>>> 其他皮肤病

苦百酊 ▼

【药材配方】

苦参200克　　百部200克　　白酒2升

【制作方法】

❶ 将苦参、百部分别捣碎，放入容器中；❷ 将白酒倒入容器中，与诸药粉充分混合；❸ 将容器中的药酒密封浸泡约7天；❹ 过滤去渣后。取药液使用。

【使用方法】外敷。每日2～3次。用棉球蘸后擦于患病处，以愈为度。

【贮藏方法】放在干燥阴凉避光处保存。

【注意事项】切勿口服。

【功能效用】

苦参具有清热祛湿、杀虫利尿的功效；百部具有润肺止咳、杀虫灭虱的功效。此款药酒具有清热祛湿、杀虫止痒的功效。主治痤疮。

花草酊

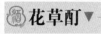

药材配方

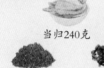

当归240克　　　　赤芍240克

红花300克　　紫草180克　　60%乙醇10升

制作方法

❶ 将红花、紫草、赤芍、当归分别切成薄片，放入容器中；❷ 将乙醇倒入容器中，与诸药片充分混合；❸ 将容器中的药酒密封浸泡约15天；❹ 过滤去渣后，取药液使用。

【使用方法】外敷。每日3次。先局部按摩，再蘸药酒擦患处。

【贮藏方法】放在干燥阴凉避光处保存。

【注意事项】孕妇慎用。

功能效用

红花具有活血舒经、去瘀止痛的功效；当归具有补血活血、温经止痛、润燥滑肠的功效。此款药酒具有活血通络、凉血解毒的功效。预防压疮。

满天星酊 ▼

药材配方

满天星2千克

雄黄48克

75%乙醇8升

制作方法

❶ 将满天星洗净晾干，切碎后放入容器中；
❷ 加入乙醇，密封浸泡10天；❸ 将药材过滤，取渣捣烂，取滤液和药液混合；❹ 将雄黄研磨成粉末状，加入混合液中，拌匀后取药液使用。

【使用方法】外敷。每日3次，每次10分钟。视丹毒蔓延走向，在末端离病灶3厘米处，蘸药液涂圆圈，由内向外反复涂擦。
【贮藏方法】放在干燥阴凉避光处保存。
【注意事项】对过敏性皮疹无效。

功能效用

满天星具有散风清热、消炎止痛的功效。雄黄具有解毒杀虫、祛湿化痰的功效。此款药酒具有散风解毒、杀虫止痒的功效。主治丹毒。

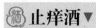 止痒酒 ▼

药材配方

苦参300克　　土荆芥300克　　白藓皮300克　　白酒2升

制作方法

❶ 将苦参、土荆芥、白藓皮分别研磨成粗粉，放入容器中；❷ 将白酒倒入容器中，与诸药粉充分混合；❸ 将容器中的药酒密封浸泡14天；❹ 过滤去渣后取药液使用。

【使用方法】外敷。每日2～3次。用棉球蘸后擦于患病处。

【贮藏方法】放在干燥阴凉避光处保存。

【注意事项】脾胃虚寒者忌用。

功能效用

苦参具有清热祛湿、杀虫利尿的功效；白藓皮具有清热燥湿、散风解毒的功效。此款药酒具有散风祛湿、杀虫止痒的功效。主治神经性皮炎、癣疮、牛皮癣等症。

酒 当归荆芥酒 ▼

药材配方

当归180克

荆芥180克

羌活180克

防风180克

蜂蜜750克

水酒4.5升

制作方法

❶ 将当归、荆芥、羌活、防风、蜂蜜放入容器中；❷ 将水酒倒入容器中，与诸药材充分混合；❸ 将容器上火，熬煮出汤；❹ 过滤去渣后，取药液使用。

【使用方法】外敷。每日3次，每次10分钟。蘸药酒擦于患病处。
【贮藏方法】放在干燥阴凉避光处保存。
【注意事项】热盛出血者忌用；湿盛中满、大便溏泻者、孕妇慎用。

功能效用

此款药酒具有活血散风、润肤止痒的功效。主治风吹裂皮肤痛不可忍、海水伤裂皮肤。

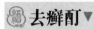 去癣酊▼

药材配方

马钱子40粒

斑蝥40个

大蜈蚣40条

全蝎40只

海金沙120克

土槿皮80克

乙醇1.2升

制作方法

❶ 将马钱子去皮，与土槿皮、斑蝥、大蜈蚣、全蝎、海金沙研磨成粗粉，放入容器中；❷ 加体积分数76%乙醇，密封浸泡7天，滤取药液使用。

【使用方法】外敷。每日2次。用棉球蘸后擦于患病处。

【贮藏方法】放在干燥阴凉避光处保存。

功能效用

马钱子具有凉血健胃、消肿杀毒的功效。此款药酒具有清热解毒、散风祛湿、杀菌止痒的功效。主治体癣、桃花癣、汗斑。

🍶 南山草酒 ▼

药材配方

生南星20克　　草河车40克　　山蘑菇22克　　白酒400毫升

制作方法

❶ 将白酒倒入碗中，备用；❷ 将以上药材分别捣碎后倒入容器中，与白酒搅匀；❸ 将药酒过滤去渣，取澄清药液使用。

【使用方法】外敷。每日3次。用棉球蘸后擦于患病处。

【贮藏方法】放在干燥阴凉避光处保存。

【注意事项】生南星有毒，若使用此药酒，请在医师的指导下进行。

功能效用

生南星具有祛湿化痰、散风止痉、散结消肿的功效；草河车具有清热解毒、消肿止痛、凉肝定惊的功效。此款药酒具有清热解毒、祛湿消肿的功效。主治带状疱疹。

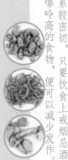

第七章

防治风湿痹痛类疾病的药酒

风湿痹痛类是多因素的疾病，要预防有一定困难。其中痛风性关节炎与生活习性关系较密切，只要饮食上戒烟忌酒，少吃含嘌呤高的食物，便可以减少发作。

白花蛇酒 ▼

药材配方

白花蛇180克　　天麻48克　　秦艽60克　　羌活60克

当归60克　　防风60克　　五加皮60克　　烧酒4升

制作方法

❶ 将白花蛇去头骨尾，晾干；❷ 将诸药材研磨成粗粉，入纱布袋再入容器；❸ 加入烧酒，密封浸泡约30天，方可服用。

【使用方法】口服。每日2次，每次10～15毫升。
【贮藏方法】放在干燥阴凉避光处保存。
【注意事项】白花蛇有毒，务必先炮制加工后，方可使用。

功能效用

此款药酒具有活血通络、散风祛湿的功效。主治风湿痹证、关节酸痛、恶风发热、苔薄白肿等症。

杜仲丹参酒

药材配方

杜仲60克　　　丹参60克　　　川芎30克　　　白酒2升

制作方法

❶ 将杜仲、丹参、川芎分别研磨成粗粉，放入纱布袋中，然后将此纱布袋放入容器中；❷ 将白酒倒入容器中，密封浸泡约15天；❸ 过滤去渣，取药液服用。

【使用方法】口服。早、晚各1次，每次10～15毫升。用温水于饭前服。
【贮藏方法】放在干燥阴凉避光处保存。
【注意事项】忌食辛辣、不易消化食物。

功能效用

补肾益肝，活血通络，强筋壮骨，散风止痛。主治风湿痹症、怕冷恶风、冠心病、脉管炎、脑血栓偏瘫、胸闷心悸、腰背僵硬、中老年人气滞血瘀等症。

黄精益气酒 ▼

【药材配方】

黄精200克　　　　　白酒2升

【制作方法】

① 将黄精洗净、切片；② 将黄精放入纱布袋中，然后将此纱布袋放入容器中；③ 将白酒倒入容器中，浸没纱布袋；④ 密封浸泡30天后，取药液服用。

【使用方法】口服。每日2次，每次15～20毫升。
【贮藏方法】放在干燥阴凉避光处保存。
【注意事项】脾虚有湿者、咳嗽痰多者、中寒泄泻者忌服。

【功能效用】

黄精具有理气养阴、健脾润肺、养肾宁心的功效。此款药酒具有养心益气、润肺和胃、强壮筋骨的功效。主要用于风湿疼痛、病后体虚血少等症的治疗。

牛膝大豆浸酒方▼

药材配方

牛膝250克　　大豆250克　　生地黄250克　　白酒15升

制作方法

❶ 将牛膝切碎、大豆翻炒；❷ 将牛膝、大豆、生地黄放入纱布袋中，然后将此纱布袋放入容器中；❸ 将白酒倒入容器中，浸没纱布袋；❹ 密封浸泡1天，取药液服用。

【使用方法】空腹温服。早、中、晚各1次，每次300～500毫升。
【贮藏方法】放在干燥阴凉避光处保存。
【注意事项】中气下陷者、脾虚泄泻者、下元不固者、梦遗失精者、月经过多者忌服。孕妇忌服。

功能效用

牛膝具有活血化瘀、散风止痛的功效；大豆具有健脾润燥、清热解毒的功效。此款药酒具有清热解毒、活血润肤的功效。主治风湿痹痛、腰膝冷痛、胃气结聚。

巨胜子酒 ▼

药材配方

巨胜子500克　　薏苡仁250克　　生地黄60克　　白酒2升

制作方法

❶ 将巨胜子、薏苡仁翻炒，与生地黄分别研粗末，放入纱布袋中，然后将此纱布袋放入容器中；❷ 加入白酒，密封浸泡，春夏季3~5天，秋冬季6~7天；❸ 过滤去渣后取药液服用。

【使用方法】空腹口服。临睡前1次，每次1~2杯。用温水服。
【贮藏方法】放在干燥阴凉避光处保存。
【注意事项】脾虚泄泻者、胃虚食少者、胸膈多痰者慎服。

功能效用

巨胜子具有补肝益肾、滋润五脏的功效；薏苡仁具有利水消肿、健脾除痹的功效。此款药酒具有清热解毒、舒筋通络的功效。主治风湿痹痛、脚膝乏力、痉挛急痛。

松叶麻黄酒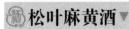

药材配方

松叶2500克　麻黄250克　独活250克　白酒25升

制作方法

❶ 将麻黄去筋，与松叶、独活分别研磨成细粉，放入纱布袋中，然后将此纱布袋放入容器中；❷ 加入白酒，密封浸泡，春秋季7天，夏季5天，冬季10天；❸ 过滤去渣后取药液服用。

【使用方法】口服。每日3次，每次200毫升。用温水服。
【贮藏方法】放在干燥阴凉避光处保存。
【注意事项】体虚自汗者、盗汗虚喘者、阴虚阳亢者忌服。

功能效用

此款药酒具有散风祛湿、活络止痛的功效。主治顽痹风痹、口舌生疮、半身不遂、腰背强直、耳聋目暗、恶疰流转、见风泪出等症。

🍶 当归附子酒 ▼

药材配方

当归70克　　制附子30克　　白酒2升

制作方法

❶ 将当归、制附子分别研细；❷ 将处理过的药粉放入纱布袋中，然后将此纱布袋放入容器中；❸ 将白酒倒入容器中，浸没纱布袋；❹ 密封浸泡，春夏季3天，秋冬季7天，取药液服用。

【使用方法】空腹温服。每日数次，每次1杯，酒量不胜者少服。

【贮藏方法】放在干燥阴凉避光处保存。

【注意事项】热盛出血忌服；湿盛中满者、大便溏泻者慎服。

功能效用

当归具有补血活血、调经止痛、润燥滑肠的功效；制附子具有回阳救逆、下火壮阳的功效。此款药酒具有活血通络、舒筋止痛的功效。主治腰腿寒冷痹痛。

大凤引酒

药材配方

 大豆200克

 防风40克

 制附子32克

 枳实40克

 泽泻40克

 陈皮40克

 茯苓40克

 米酒2升

制作方法

❶ 将诸药材研细后入纱布袋再入容器；❷ 用米酒熬煮大豆后入容器；❸ 将药材熬煮至1500克，分成三份后取药液服用。

【使用方法】口服。1次服尽，3次1疗程。
【贮藏方法】放在干燥阴凉避光处保存。
【注意事项】孕妇忌服。

功能效用

大豆具有健脾润燥、清热解毒的功效。此款药酒具有祛湿止痛、活血通络的功效。主治风湿痹痛、周身胀满。

川乌杜仲酒 ▼

药材配方

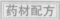 制川乌24克

 杜仲32克

羌活32克

制附子32克

续断32克

防风32克

地骨皮24克

五加皮32克

川芎24克

秦艽24克

石斛24克

桔梗24克

炙甘草16克

瓜蒌根16克

细辛20克

川椒12克

草薢32克

肉桂24克

炮姜16克

白酒1.6升

制作方法

❶ 将制川乌、杜仲、羌活、制附子、草薢、续断、防风、地骨皮、五加皮、肉桂、川芎、秦艽、石斛、桔梗、炮姜、炙甘草、瓜蒌根、细辛、川椒分别研磨成粗粉，放入容器中；

❷ 将白酒倒入容器中，与上述药材充分混匀；

❸ 密封浸泡约7天；

❹ 过滤去渣后，取药液服用。

【使用方法】口服。每日2～3次，每次10～15毫升。饭前服。

【贮藏方法】放在干燥阴凉避光处保存。

【注意事项】孕妇忌服。

功能效用

制川乌具有祛风除湿、温经止痛的功效；杜仲具有理气补血的功效；羌活具有温肾壮阳、纳气止泻的功效；制附子具有回阳救逆、补火助阳、散风寒祛湿的功效；细辛具有祛风、散寒、行水、开窍的作用。此款药酒具有驱寒祛湿、补肾壮阳、强腰壮骨、舒筋止痛的功效。主治肾虚腰痛、风寒腰痛、坠伤腰痛。

草乌酒 ▼

药材配方

制草乌10克　　当归35克

白芍35克　　金银花90克　　黑豆35克　　白酒750毫升

制作方法

❶ 将黑豆炒至半熟，放入容器中；❷ 将白酒倒入容器中，浸没黑豆；❸ 将制草乌、当归、白芍、金银花分别捣碎，放入容器中；❹ 密封浸泡5天，取药液服用。

【使用方法】口服。每日数次，酌量服用。用温水服。
【贮藏方法】放在干燥阴凉避光处保存。
【注意事项】热盛出血者忌服；湿盛中满者、大便溏泻者慎服。

功能效用

制草乌具有散风除湿、温经止痛的功效；当归具有补血活血、润燥滑肠的功效。此款药酒具有散风祛湿、活血止痛的功效。主治手足风湿性疼痛、妇女鸡爪风。

芝麻杜仲酒

药材配方

黑芝麻24克　　杜仲24克

丹参12克　　牛膝24克　　白石英12克　　白酒1升

制作方法

❶ 将黑芝麻炒熟后捣碎；❷ 将杜仲、丹参、牛膝、白石英分别捣碎，放入纱布袋中，然后将此纱布袋放入容器中；❸ 加入黑芝麻、白酒，拌匀，密封浸泡14天，过滤去渣后取药液服用。

【使用方法】空腹口服。每日3次，每次15毫升。用温水服。

【贮藏方法】放在干燥阴凉避光处保存。

【注意事项】阴虚火旺者慎服。

功能效用

此款药酒具有补肝养神、活血通络、散风祛湿的功效。主治风湿痹痛、大便秘结、精血亏损、筋骨痿软、腰腿酸软、头晕目眩等症。

追风活络酒

药材配方

 麻黄15克

 秦艽10克

 刘寄奴5克

 补骨脂10克

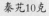 红花10克

羌活10克

独活10克

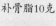 天麻10克

 血竭10克

乳香10克

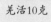 没药10克

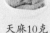 红曲10克

 防风15克

 杜仲5克

 土鳖虫5克

 制草乌5克

 紫草0.4克

 木瓜5克

 白糖400克

 当归15克

 续断10克

 川芎10克

 牛膝5克

 白芷5克

 白酒4升

🏵制作方法

❶ 将补骨脂、杜仲盐制；

❷ 将当归、麻黄、秦艽、刘寄奴、补骨脂、续断、羌活、独活、天麻、川芎、血竭、乳香、没药、牛膝、防风、杜仲、土鳖虫、制草乌、白芷、紫草、木瓜、白糖分别捣碎，放入容器中；

❸ 将红花、红曲、白酒倒入容器中，与上述诸药材混匀；

❹ 密封浸泡8天；将药酒取出，过滤去渣；

❺ 取药液服用。

【使用方法】空腹口服。早、晚各1次，每次10～15毫升。用温水服。

【贮藏方法】放在干燥阴凉避光处保存。

【注意事项】孕妇忌服。

🏵功能效用

当归具有补血活血、调经止痛、润燥滑肠的功效；麻黄具有发汗散寒、润肺平喘、利水消肿的功效；秦艽具有散风祛湿、舒筋活络、清热补虚的功效。此款药酒具有舒筋活络、散风驱寒的功效。主治风湿痹症、受风受寒、四肢麻木、关节疼痛、伤筋动骨。

活血药酒

药材配方

续断100克

川芎60克

制川乌30克

地龙60克

苍术50克

红花50克

陈皮50克

桂枝50克

羌活40克

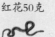
乌梢蛇40克

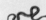
海风藤40克

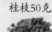
桃仁30克

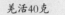
骨碎补30克

制附子30克

荆芥30克

麻黄30克

制马钱子30克

杜仲30克

白糖1千克

木香20克

当归120克

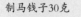
老鹳草100克

赤芍60克

牛膝60克

狗脊50克

独活40克

甘草30克

50度白酒20升

制作方法

❶ 将杜仲、桃仁、苍术分别翻炒；

❷ 将狗脊、骨碎补烫制；

❸ 将当归、老鹳草、续断、川芎、制川乌、地龙、赤芍、牛膝、苍术、红花、陈皮、桂枝、狗脊、独活、羌活、乌梢蛇、海风藤、甘草、骨碎补、制附子、荆芥、桃仁、麻黄、木香、制马钱子、杜仲、白糖分别研磨成粗粉，放入容器中；

❹ 加白酒密封浸泡15天，需经常搅拌；

❺ 将药酒过滤去渣，取药液服用。

【使用方法】口服。每日2～3次，每次10～15毫升。饭前服。

【贮藏方法】放在干燥阴凉避光处保存。

【注意事项】孕妇忌服。

功能效用

当归具有补血活血、舒经止痛、润燥滑肠的功效；老鹳草具有散风祛湿、通经活络、止泻利水的功效；续断具有补肝益肾、疏通关节、活血安胎的功效。此款药酒具有活血通络、舒筋止痛、散风驱寒的功效。适用于风湿痹症、腰腿疼痛、四肢麻木。

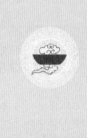